体験を聴く・症候を読む・病態を解く

精神症候学の方法についての覚書

中安　信夫

星　和　書　店

Seiwa Shoten Publishers

2-5 Kamitakaido 1-Chome
Suginamiku Tokyo 168-0074, Japan

Listening to Experiences, Reading Mental Signs & Symptoms and Clarifying Pathopsychology

A Note on the Method for Psychiatric Symptomatology

by

Nobuo Nakayasu, M.D.

序

精神病理学 psychopathology とは精神疾患の病態心理 pathopsychology の究明を本務とする。ここに病態心理とは個々の精神症候，一定のまとまりのある精神症候群，究極的にはある特定の疾患で出現するすべての精神症候の形成を説明する心理学的機序であり，精神病理学は病態生理の究明を本務とする生物学的精神医学と対になり，互いに手を携えて精神疾患の成因究明に資するものである（ある特定の精神疾患は一揃いの成因—病態生理—病態心理—症候—経過—転帰—病理所見をもってその疾患単位性が保証される）。

上記は，統合失調症の生物学的研究をめざして精神科医となったものの，賭けるに値する病態生理仮説を見出せず，仮説を求めて精神病理学へと転じて20数余年を経た今現在，筆者が到達したテーゼである。このテーゼに関連して思い出されるのが，亡くなられた湯浅修一先生の記された次の一節である（湯浅修一編『分裂病の精神病理と治療 2』. p. iii－v「まえがき」，星和書店，東京，1989）。

一方，吉松も示唆するように，前シリーズの最終巻に収載された，臺，土居の問題提起と反論がシリーズ再出発への契機となっていることを強調したい。事情説明の一助とし，この斯界，二巨峰を師と仰ぐ編者の個人的体験を吐露する。実は，臺は席上，「生物学は進歩，発達があるが，精神病理に発展はあるのか」と直言，同人たちを挑発した。以前から，両分野間で論議されてきた争点でもある。土居が「誰も答える者がいなかった」と記したとおり，日頃の論客達も虚を突かれ，たじたじとなった。十五年余の懐古に耽っていた編者自体「どちらかといえば，生物学は進歩と発達に，精神病理学は展開と深化にひときわ意義を認めるのではなかろうか。要するに，それぞれの発展は相補的なのではあるまいか」と思いつつ声も出なかった。心中，祝辞に代えて弔辞を投げつけられたごとき衝撃と反撥に駆られ呆然となる始末であった。他面，自ら燃えつきようとした残り火が再び熱するのを感じた。闘志を掻き立てられ，やる気がよみがえったのである。こうして，次の世代に炉火を渡すまでと，発起人に顔をつらねる次第となった。

ここに「前シリーズ」とは東京大学出版会の「分裂病の精神病理」ワークショップであり，記されていることは，その最終回，第16回（1987）を主宰された土居健郎先生が生物学的精神医学を代表する研究者として臺弘先生を招かれて行われた討議の一こまである。筆者もこの場に同席していたが，生物学的精神医学から精神病理学へ転じて日も浅く，精神病理学への帰属意識もまだ薄かった筆者は，湯浅先生ほどの衝撃は受けなかったものの臺先生の「挑発」にシーンとなったその場の雰囲気は覚えており，その2年後に記された湯浅先生の上記の文章は今でも脳裏に感銘深く残っている。残っているどころか，筆者なりに上記の精神病理学と生物学的精神医学との関連をその後絶えず考えてきたのであり，湯浅先生の上記の文章から4年後，筆者は「虚飾と徒花—『精神病理学 vs. 生物学的精神医学』に寄せて」（臨床精神病理 14：205-212, 1993）という論文を書く機会を得たが，その論文の「はじめに」でも上記の経緯を記している。ただ，筆者がこの論文で述べたことは，「疾患性への視点の欠如」と「際限のない了解」という点で現今の精神病理学は虚飾であり，「臨床なき仮説設定」と「安易な対象選択」という点で現今の生物学的精神医学は徒花であるという，両者を等分に見ての批判だけであった。上記の文章で湯浅先生は精神病理学と生物学的精神医学は「相補的」という言葉を使われているが，その意味するところは異なるとはいえ，筆者もまた両者は相補的，ないしそれ以上に統合的であるべきと考えており，それが最初に述べたテーゼへと，臺先生の「挑発」を聞いて20年後にしてやっと筆者なりの回答を与えることができたのである。

＊

長い前置きとなったが，ここに上梓した本は筆者が2006年４月から2007年６月にかけて「精神科治療学」誌に連載した「連載：体験を聴き，症候を読む」の序論，第Ⅱ部第１～６章，終論の８論文を加筆訂正のうえ一書に編んだものである。すでに『精神科臨床を始める人のために—精神科臨床診断の方法』（星和書店，東京，2007）と題して一書にまとめた第Ⅰ部第１～３章が，そのタイトルにあるようにこれから精神科を専門にしようとしている医師ならびに短期間であれ精神科診療に携わる研修医や医学生などへ向けて，精神科臨床診断の基本を述べたものであるのに対し，上記の８論文すなわち本書は，すでに十分な臨床経験を積んできた精神科医へ向けて，心的体験から精神症候を読み取り，さらに精神症候から病態心理を読み解くという精神症候学の方法を論じ，究極的には精神病理学ないし精神症候学とは個々の患者の病態構造の把握のための，さらには各々の疾患の病態生理の追究のための方法であるということを主張したものであり，よって精神病理学と生物学的精神医学との統合の一助たらんとしたものである。ただし，副題を「精神症候学の方法についての覚書」と記したように，それは精神症候にアプローチする方法の全般ではなくて，筆者個人がこれまでに行ってきた，主として統合失調症の症候学研究を通して得られたテーゼ，それは同時にそれ以降の研究においては症候に立ち向かうための方法ともなったものであるが，それらを備忘録として整理したものである。

*

「観察は緻密に，着想は大胆に，論理は明快に」とは，精神症候学の研究にあたって筆者が心密かに念じてきたことであるが，これらのうち最も肝要と思われるのは，事実の「観察は緻密に」であって，それが十全にできているならば，自ずと仮説の「着想は大胆に」なり，また自ずと証明の「論理は明快に」なってくるものと思われる。

先に記したように，本書は筆者自身による統合失調症の症候学研究を通して得られたテーゼを覚書，備忘録として述べたものであるが，その素材は拙著論文集『増補改訂 分裂病症候学―記述現象学的記載から神経心理学的理解へ』（星和書店，東京，2001）に収めた諸論文であり，この点で本書は上記論文集のダイジェスト版と受け取られる向きもあるかもしれない。しかし，論文として最終的な形となったものは執筆の折々に筆者が考え抜いて到達した結論，いうならば‘表舞台’を示しているのであるが，本書の狙いとするところは，各々の原論文執筆にあたって，筆者がなにを観察し，どこに着想のヒントを得，どのように論理を組み立てたのかという，いうならば‘楽屋裏’を見せることにあった（ちなみに，筆者にとっては精神症候学と精神病理学は同義であり，また先の論文集が表舞台，内容，各論であるならば，本書は楽屋裏，方法，総論であって，そうした意味合いで本書はささやかな，筆者なりの「精神病理学総論」なのである）。一般に表舞台の立派さとは別に，楽屋裏は渾沌として雑然としたものであるが，そうした渾沌，雑然さの中にこそ‘為になる’こともあろうという思い，その思いが筆者をして本書の執筆へと駆り立てたのであった。自らの論文を読み返し，また残していた執筆メモを繰って，執筆当時何を考えていたかをできるだけ思い返しつつ書き綴ってきたが，そうした性質上，文章の時制は過去形となったことも多く，またいささか懐古調ともなったが，お許しいただきたいと思う。

なお，執筆にあたっては各々，まずは素材となった原論文を要説し（内容の骨子はいっさい変更しなかったが，文言は現在の観点から修正した箇所もあり，また理解の便を図るために原論文にない図表を付け加えた場合もある），次いで本書のタイトル「体験を聴く・症候を読む・病態を解く」にあるように，Ⅰ．体験を聴く，Ⅱ．症候を読む，Ⅲ．病態を解く，の順に記すことにした。

＊

余談ながら，筆者はおおまかな構想さえ立てば，すぐに論文を書き始めるくちである。そして，書いているうちに思ってもいなかった考えが閃いたり，ピタリと決まった文言が浮かんだりと，書くのは自分でありながら論文執筆にはいつもワクワク，ゾクゾクとしたおもしろさを感じてきたものである。それはたぶんに精神病理学という学問の特質でもあろうが，原論文執筆の際に感じたこのおもしろさをこの小著のもととなった連載論文の執筆でも改めて感じさせられた。この小著が「紙と鉛筆さえあれば出来る」（西丸四方）精神病理学という学問のワクワク，ゾクゾク感，併せて日常的な臨床の場がフィールドワークという研究の場でもあって臨床と研究の乖離がない日々の楽しさを少しでも伝えることが出来たとするならば，これに優る喜びはない。

平成20年１月

研究室の窓から「赤レンガ」中庭を眺めて詠める
冬ざれや　凍てもすっくと　公孫樹

中安　信夫

目　次

序論

心的体験，精神症候，病態心理

本書のタイトル「体験を聴く・症候を読む・病態を解く」の体験，症候，病態とは，正確に記すならば各々心的体験，精神症候，病態心理であるが，これらの用語の定義から本書を始めたいと思う。というのは，これら3つは本書の議論全般の前提となる用語だからであり，その十全な定義なくしては議論が混乱してくると思われるからである。併せて，こうした基本的用語の定義が曖昧なまま，いきなり各々の症候の個別的議論に入ってきたという歴史が，学としての精神症候学をいささか浅薄なものに貶めてきたのではないかという疑義が筆者にあるからである。

Ⅰ．心的体験

1．Jaspers, K. における心的体験の定義の欠如

現今の精神症候学は Jaspers, K.[28] が創始し，Schneider, K.[83] が発展させた記述現象学に基づくものである。そして，その記述現象学（正しくは「記述現象学的方法」）とは Jaspers の『精神病理学総論』[28] によれば「現象学の課題は，患者が現実に体験する精神状態をまざまざと我々の心に描き出し，近縁の関係に従って考察し，できるだけ鋭く限定し，区別し，厳格な術語で名をつけることである」と定義されるものである。ここには，①共体験，

②概念の明細化，③術語の付与という方法とともに，その対象が「患者が現実に体験する精神状態」，すなわち患者の心的体験であることが明示されているが，少なくとも字面の上では大略，筆者もこれに異論を挟むものではない。

上述のごとく，Jaspersの定義によれば記述現象学の対象は「患者が現実に体験する精神状態」，すなわち患者の心的体験に限定されているが，我々の前に立ち現れる他者は当初より患者であるのではなく，逆に記述現象学的方法によってその異常な心的体験が把握されて，初めて患者（患う者）と認識されるものである以上，記述現象学それ自体は狭く患者の心的体験，すなわち精神疾患の症候に限定されるものではなく，広く他者の心的体験一般を我々が静的に了解するための方法であるとみなされるべきであろう。以下，本節で筆者が行う心的体験の議論も，精神疾患の患者の心的体験に限定されたものでなく，心的体験一般の議論を行うものである。

今ここで筆者は「現実に体験する精神状態」というJaspersの記載を「心的体験」と呼んだのであるが，前者が後者すなわち心的体験の定義とはなりえないことは，前者の中にすでに「体験」という用語が入っていることから明らかであろう。ここでは「体験」という用語が明細化される必要があるが，これについてJaspersは何と述べているか。先の『精神病理学総論』を繙き詳読してみるに，「体験」もしくは「体験された」という用語は繰り返し現れてくるが，その中で唯一「体験」の定義らしきものに触れたものは〔第１部：精神生活の個々の事実〕の序論の中にある「これは比喩的に意識の流れと名づけられ」という記述のみである。しかし，「意識の流れ」という表現はほとんど言い換えに近

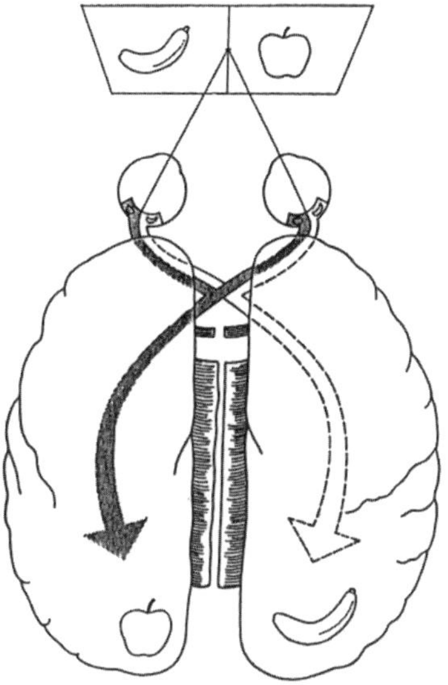

図1　タキストスコープを用いた分離脳患者の視覚実験
（文献5より引用）

いものであって定義とはみなしえないものである。結局のところ，Jaspersは「体験」について定義していないという結論が導かれるが，筆者のこうした批判に対して，「なるほどJaspersは体験についての定義こそ与えていないが，のちにそれらを対象意識，あるいはまた自我意識などに分けて詳しく論じているではないか」という反批判を持たれる方もいるかもしれない。しかし，のちに述べる筆者の観点からすると，Jaspersがいわば総論にあたる「体験」についての定義を与えないままに，各論である対象意識，自我意識などの議論に入っていったことこそ，彼の方法上の最大の誤りであったと思われる。

2. 分離脳研究から見た心的体験の定義[59)]

それでは筆者自身はどう考えるのか。やや意外な感を持たれるかもしれないが，筆者がこの考察の資料としたのは分離脳研究[5, 14, 93, 94)]である。分離脳 split brain とは難治性てんかん発作等の治療のために脳梁 corpus callosum が切断されたものであり，そうした患者を対象とし，タキストスコープすなわち瞬間露出装置を用いると，左右別々の大脳半球の認知機能を調べることが可能になる（図１）[5)]。患者は眼前のスクリーンの中心点を凝視するように命じられ，スクリーン上には左右別々の映像が，図１では左にバナナが，右にリンゴが眼球運動が起こる潜時より短い0.1秒以下の時間，瞬間的に呈示される。こうすると左視野に呈示されたバナナの映像は右半球のみに，また右視野に呈示されたリンゴの映像は左半球のみに入力され，かつ脳梁は切断されているので，それぞれの入力はその半球内だけで処理されることになる。こうしておいて，次に患者には「何が見えたか」という質問が出されることになる。そうすると患者は左半球に呈示された「リンゴ」とのみ答えて，右半球に呈示された「バナナ」とは答えない。これは言語領が左半球のみにあるためで（言語優位側が右半球である人もいるが，ここでは大多数例に基づいて議論する），質問を理解し，回答を与えることができるのが左半球だけであるからである。このことからは左半球では言語的認知 verbal cognition が成立しているといえるであろう。それでは言語的に質問しても何も答えることのない右半球では，認知は成立していないのであろうか。ここで患者の左手を使っていろいろな物を触らせると，患者はその中からバナナを選び取ることがわかる。そこで改めて「どうしてバナナを選んだのですか」との質問が出されるわけであるが，患者はただ当惑するばかりで答えを与えることはできない。以上の検査結果は右半球の認知機能およびその表出について次のようなことを教えている。左手の触覚，これは右半球の機能であるが，左手がそれに先行して右半球のみに視覚的に入力されていたバナナを選択したことは，右半球内で視覚―触覚連合が生じたことを示している。が，しかし脳梁が切断されているために，その連合が生じたことは左半球には伝えられず，そのため左手がバナナを選び取ったという行為について言語的に質問されても，これは言語領を有する左半球への問いかけであるが，言語領は何も回答を与えることはできないのである。以上のことからは，右半球では言語的認知は成立していないが，少なくとも視覚―触覚連合，より包括的に述べれば非言語的認知 non-verbal cognition は成立しているといえるであろう。

左右別々の半球の認知機能をそれが言語的か非言語的かという観点から論じてきたが，気付かれているものは何かという別の観点から先の検査結果を再度議論してみよう。左半球では「何が見えたか」と問われて「リンゴ」と答えるわけであるから，リンゴという認知の客体が気付かれているのは先に述べたとおりであるが，併せて患者は「自分はリンゴを見た」ということをも言えるわけで，主体がリンゴという客体に気付いていることをもまた主体は気付いている，すなわち aware of being aware of objects という二重の気付きが成立していることになる。これは英語では consciousness あるいは conscious awareness と表現されるものであって，筆者はこれを日本語で意識上・自覚的認知と呼びたいと思う。この認知の形式を従来の精神病理学の用語を使って述べるならば，対象意識とともに自我意識もが成立していることになるが，後述するように対象意識と自我意識とが対をなして認識されるというのは，心的体験の定義を考察する上できわめて重要な事柄であると思われる。次に右半球の認知機能であるが，バナナという客体に関して視覚入力と触覚入力の連合が生じているということからは客体は気付かれていると判断されることになるが，ここには気付いている当のものは右半球とのみ言えるだけであって，先に示した患者の反応からは，その右半球を主体であるとか，またその右半球での気付きを主体が気付いているとは言えない。これは右半球にも意識があるか否かという重要な問題点であるが，左半球と同様の意識があるとは言えないように思われる。以上より，右半球の認知機能は「客体にのみ気付いている aware of objects」と言えるものである。この認知の形式は一見すると従来の精神病理学用語でいう対象意識と思われるかもしれないが，先ほどの具体例を思い出せばわかるように，対象意識とも異なるものである。これは英語で言えば non-conscious awareness あるいはたんに awareness[注1)] といわれるものであり，日本語で意識下・無自覚的認知と呼びうるものである。ここで客体のみの認知は対象意識ではないということに関連して，重要なことを指摘したいと思う。それはたぶんに用語の使い方とも関係するが，日本語でいう「対象」とは文字どおり「対立する象（かたち）」であ

注1）英語学を修めたのちに精神科医となられた畏友天谷太郎氏（群馬・厩橋病院）によれば，動物の場合，awareは一般的に用いられるが，consciousは擬人化して表現する時にのみ用いられるとのことである。

表1　分離脳研究から見た2種類の認知（文献59より引用）

意識上・自覚的認知 consciousness (conscious awareness)	意識下・無自覚的認知 awareness (non-conscious awareness)
客体のみならず，主体が客体に気付いていることをも気付いている aware of being aware of objects (対象意識と自我意識が一対のものとして成立)	客体にのみ気付いている aware of objects (対象意識も未成立)
言語的認知 verbal cognition	非言語的認知 non-verbal cognition
左半球	右半球

って，この場合の「対立」とは「主体に対立する」という意味であると思われる。とすれば，対象意識という用語には，その中に前提として主体の認知，すなわち自我意識が含意されているわけで，したがって主体の認知のない，客体のみの認知は対象意識とは呼びえないことになるのだと考えられる。ついでに述べると，英語のobjectのobとはtoward，すなわち「～に向かって」「～に対して」の意味であって，ここにも日本語の「対象」と同じ意味が含まれていることになる。寡聞にして知らないが，「対象」という用語は英語のobjectの翻訳語かもしれないが，その場合は正確に翻訳されていることになろう。今一つ，筆者が主体と自我，客体と対象という用語を使い分けているのも今述べた考察を踏まえてのことであるが，残念ながら客体と対象との両方にobjectという用語が与えられているので，若干の混乱を生じかねないと考えている。長々と分離脳における左右個別の大脳半球の認知機能を述べてきたが（表1），つまるところ結論は，我々が

「心的体験」と呼んでいるものは（左半球の認知形式で示される）意識上・自覚的認知であり，それは主体の認知と客体の認知が一対のものとして成立するもので，かつ言語機能に支えられたものであるということである。

ここまでの議論において，心的体験とは「意識上・自覚的認知」であり，「主体の認知と客体の認知が一対のものとして成立する」と述べてきたが，このことについて今一度深く掘り下げる必要があろう。先ほどの分離脳研究の例を引けば，「自分はリンゴを見た」という場合，リンゴという客体の認知すなわち対象意識と，自分という主体の認知すなわち自我意識とが一対のものとして成立しているのであるが，その主体と客体とは別々に存するものではなく，「見る」という営為によって互いに関連づけられたものであって，つまるところ心的体験となる素材は，主体S（Subject）と客体O（Object）とが営為V（Verb）で関連づけられた総体としての心的営為，英語の文型でいうところの第3文型，すなわちSVOである（もっともこれは心的営為一般をSVOで代表させただけで，Vが自動詞である第1文型SVの場合も，また補語Complement：Cをとる第2文型SVCの場合もあり，これらの場合は客体Oを欠くだけのことである。また第3文型の発展形である第4文型SVOO，ないし第5文型SVOCの場合もあろうが，いずれであっても，それらは以下に述べる議論にとって本質的に何ら変わりはないものである）。

以上のことより，「心的体験とは心的営為総体の意識上・自覚的認知である」と定義されることとなった。

3．自我意識もまた対象意識である[59,67]

以上のように，Jaspersにあっては曖昧であった心的体験の定義が得られたが，再びJaspersに立ち返って，筆者の眼からすると心的体験の各論的定義であり，互いに対立するものとされた自我意識と対象意識についての所論を再検討してみたい。

Jaspersはかの『精神病理学総論』[28]において，対象意識を論じるにあたっての心理学的前置きにおいて以下のように記している。「最も広義の『対象』なるものは，我々に対立するものの全部，我々が内なる精神の眼か或は外部の感覚器の眼で我々の前に持つもの，捕捉するもの，考えるもの，認知するものの全部，現実であろうとなかろうと，直観的であろうと抽象的であろうと，瞭然としていようといまいと，我々に対立するものとして，我々が内的に向けられていることができるものの全部をいう」。もしこう定義するのであるならば，Jaspersは何ゆえに自我意識（「自我が自己自身をいかに意識するか」）をいわゆる対象意識に対立するものとして別扱いしたのであろうか。筆者は上述のJaspersの定義からいっても，自我意識とは対象化された（対象と化した）自我の意識であって，つまるところ対象意識の１つであると判断するが，もし若干の違いがあるとすれば，自我意識といわゆる対象意識との間には対象化という志向的作用が向けられる素材の与えられ方が違うということを指摘したいと思う。いわゆる対象意識の代表として知覚を例に挙げるが，知覚においては対象となるべき素材が当初より与えられていて，「我々に対立している」わけであるが，自我意識においては対象化という志向的作用によって初めて「我々に対立する」素材が現前化してくる，もっともその場合は素材の現前は即，対象の現前となるというものであるが，こうした違いが指摘できるだろうと思われる（素材の与えられ方という，この違いはなにもいわゆる対象意識と自我意識の違いだけではなくて，通常対象意識とされている表象にもこの２種を区別することができる。表象の異常とされる偽幻覚においては，それは自生的に現れるもので，その素材は知覚と同様に当初より与えられているのであるが，我々の行う通常の表象は意識的な努力によって得られるもので，自我意識と同様に，素材の現前が即，対象の現前という特性を帯びているのである）。このように自我意識もまた対象意識の１つであると判断されるわけであるが，我々が何らかの営為をなす場合，上述のごとく営為の主体である自我を対象として形成される対象意識すなわち自我意識と，営為の客体である素材を対象として形成される対象意識すなわちいわゆる対象意識とは，互いに切り離された別々のものとして認識されるのであろうか。筆者はそうではないと考える。例を挙げよう。例えば筆者がマイクを使ってしゃべるということを取り上げるが，これが可能なのは筆者の前方すぐのところに絶えずマイクが見え，またマイクをとおした音声が聞こえているからで，言い換えるならば筆者という主体とマイクの形象という客体が視覚的に「見える」という営為によって関連づけられている，また筆者という主体とマイクを通した音声という客体とが聴覚的に「聞こえる」という営為によって関連づけられているからこそ，筆者がマイクを使ってしゃべることが可能なわけであるが，その際筆者はそうした営為を一々意識しては，すなわち対象化してはいない。そして，いったん対象化しようとすると浮かび上がってくるのが，ある場合はマイクの形象だったり，マイクの音声だったり，すなわちマイクに関する対象意識であり，また別の場合はマイクの形象を見ている，あるいはマイクの音声を聞いている，ほかならぬこの自分自身，すなわち自我意識であったりするわけである。以上のことの要点を述べるならば，第1には自我意識も対象意識も，その成立にはそれに先行して心的営為が必要なこと，第2には対象化されるものは心的営為の総体であること，第3には自我意識と対象意識との相違は心的営為総体の対象化において，主体の側に認識の焦点を合わせる，すなわち焦点化するか，逆に客体の側に焦点化するかの違いであって，実は一対のものであるということである。以上の議論によって与えられた結論は，先に分離脳での知見という，全く別の資料をもとにして行った心的体験の定義，すなわち「心的体験とは心的営為総体の意識上・自覚的認知である」と一致する見解である。

余談であるが，かの有名なデカルトの「Cogito ergo sum（我思う，故に我あり）」の哲学的省察はいざ知らず，それを上述の議論によって読み解くならば，その文言はまずは「我思う」という心的営為があり，次いで「我あり」という自我意識（この場合は自己の存在感）が形成されることを示している。

4. 意識上・自覚的認知をもたらすものとしての対象化[59, 67]

第2項の分離脳研究から，また第3項の Jaspers の所論の再検討から，筆者は「心的体験とは心的営為総体の意識上・自覚的認知である」という結論を導いたが，ここに「意識上・自覚的認知」をもたらすものは対象化というメカニズムである。ここにお

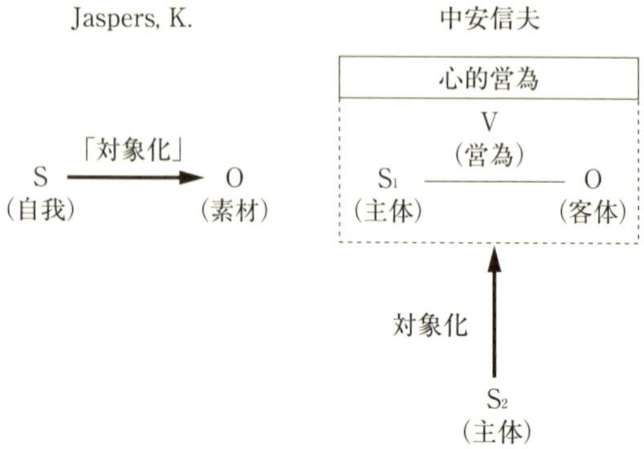

図2　Jaspers, K.のいう「対象化」と筆者のいう対象化の違い（文献67より引用）

ける対象化という用語の使い方は，基本的にはJaspersが対象意識の成立に際して使った，素材に向かう志向的作用にほかならないが，ただこれまでも縷々述べてきたように，その志向的作用が向かう素材はJaspersの論じたような狭い意味の対象意識の素材ではなくて，心的営為の総体である。Jaspersのいう「対象化」（筆者の述べる対象化と区別するために，Jaspersのそれにはカギ括弧を付す）と比較しつつ，筆者の述べる対象化を図示すると図2：右のごとくとなろう。ここにおいて，主体SにはS_1とS_2が区別されているが，従来の言い方によればS_2が主我，S_1が客我ということになろう。この主我—客我という用語に含まれる主体—客体という理解は時間的に同一平面であることを含意しているが，実際にはまず心的営為があり，それが対象化されて心的体験が形成されるという理解からは，このS_1とS_2との間には時間的な落差がある，すなわちS_1が先でS_2が後という構造があることに

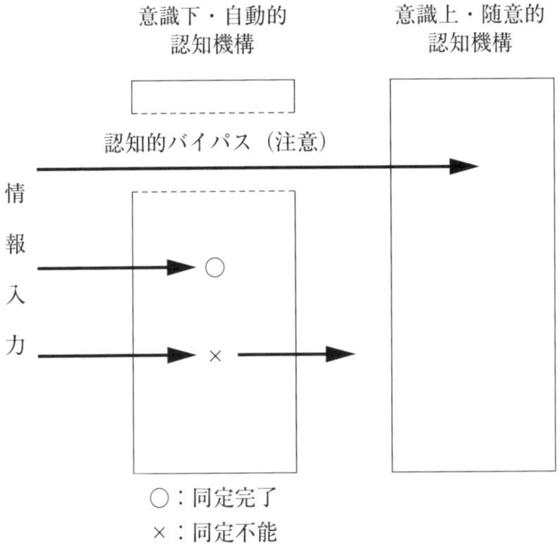

図3　筆者による2段階認知機構仮説（文献47より引用）
情報入力には外的知覚入力と内的表象入力とがあるが，
この図はそれが外的知覚入力の場合を示している。

なる。ただこれでもまだ不十分である。この図が心的体験の形成という観点から作成されたものであることを考慮に入れると，心的体験が成立する以前，すなわち我々が心的営為を対象化する以前の時点においては，S_2はS_1の位置にあったと考えられる。このことを考慮すると，S_1とS_2の関係について結論的に言えることは，S_1はS_2の時間的先行体であるだけで，実は同一のものであるということである（追記するならば，理念的にはこの図2：右の全体を対象化するS_3を，さらにはS_3をも含んで対象化するS_4を，と限りなく考えることができるのであり，すなわち対象化とは入れ子構造となっているのである）。

対象化については今一つ議論を追加しておこう。図3は外的知覚あるいは内的表象など広く情報入力の認知機構について，筆者が考える2段階の認知機構仮説を示している（仮説とは言っているが，この機構の存在はカクテルパーティ効果などの日常経験を思い起こせば，すぐにでも考えつかれることである）。先の定義によれば，対象化とは素材に向かう志向的作用であり，この定義はほとんど注意という概念と同義となるが，注意を意識下・自動的認知機構のたんなるバイパスと考える，この2段階の認知機構仮説によれば，対象化とは意識下・自動的認知機構での情報処理を経ずして，いきなり意識上・随意的認知機構でその処理を行うことを意味する。そして，先に述べた「心的体験とは心的営為総体の意識上・自覚的認知である」ということを併せ考えれば，心的体験とはこの2段階認知機構仮説における意識上・随意的認知機構での情報処理と結論づけることが可能となる。付記するならば，「素材に向かう志向的作用」という対象化の定義では，それはえてして主体の自発的，能動的，随意的作用のように受け取られがちであるが，この認知機構仮説による「意識下・自動的認知機構での情報処理を経ずして，いきなり意識上・随意的認知機構でその処理を行うこと」という対象化の定義によれば，それには随意的な場合と不随意的な場合との2つがあるということになる。というのは，意識下・自動的認知機構におけるバイパス設定には主体の随意的な意思による場合と，意識下・自動的認知機構での情報処理における同定不能の結果，不随意的に生じる場合とがあるからである。

以上が筆者の考える心的体験に関わる議論のすべてである。繰り返しになるが，結論は「心的体験とは心的営為総体の意識上・自覚的認知である」というものである。

Ⅱ．精神症候

一般に症候とは「疾患の現れ」と看做されるものであって，他者の心的体験の中に精神症候を読み取り，面前する他者を文字どおり「患う者」としての患者として認識することが我々が精神科医として営為する第一歩であるが，精神症候を定義するにあたって，まずは症候一般の議論から入っていきたい。

1．症状と徴候の一般的定義と精神医学におけるその適用困難性

症候という用語は症状 symptom と徴候 sign の合成語と思われるが，ここに症状とは一般に「自覚的訴え」，徴候とは「他覚的所見」とされるものである。身体医学においてはこの区別は明瞭であり，動悸は症状であり頻脈は徴候であるように，一般に患者によって言葉で伝えられるものが症状であり，我々による何らかの操作（ここでは脈診）によって与えられるものが徴候とされるのである。が，こうした理解をそのままに精神医学に適用するならば（すなわち‘言葉で伝えられるものは症状’と看做すこと），議論に混乱が生じてくることになる。なんとなれば，真正幻覚や妄想は言葉で伝えられるものではあっても，患者はそれを事実として述べるのであって，決して自覚的訴えとして述べるのではないからである。ここにおいて，「事実として述べるのであって，

決して自覚的訴えとして述べるのではない」真正幻覚や妄想をどう理解するかが問題となる。精神医学が他のもろもろの身体医学と同列に，医学の一分野であろうとする限り，こうした心的体験に何ら特別の考究をなすことなく，通常の意味での症状という用語を与えることは，怠慢のそしりを免れえず，ひいては精神医学に対する誤解にも至りかねないものと思われる。

ここで再びJaspersの記述現象学の定義に戻るが，先にも述べたようにそれは①共体験，②概念の明細化，③術語の付与とまとめられるものであり，このうち②と③が精神症候に関わるものであって，すなわち精神症候とは患者の心的体験の共体験（追体験）を通して我々が心のうちに表象（イメージ）したものに対して，概念を明細化し，術語を付与したものであると理解できる。筆者の見るところ，この規定は正しいが，しかしJaspersは概念の明細化と術語の付与の方法そのものは何も述べておらず，ために「事実として述べるのであって，決して自覚的訴えとして述べるのではない」真正幻覚や妄想がはたして症状と理解されるものなのか，それとも徴候と理解されるものなのか，その区別がJaspersからは得られないのである（前節で述べた心的体験の定義の欠如とともに，概念の明細化と術語の付与の方法の欠如もまた，筆者がJaspersに批判を向ける点である）。

2. 概念の明細化と術語の付与に関する2つの方法と精神症状／精神徴候の区別[50]

さて，Jaspersにあっては等閑視された，この概念の明細化と術語の付与の方法について筆者は次のように考えている。それには基本的には2通りの方法があるが，それはもっぱら，生起した異常な心的体験に対して主体がその異常性を認識しているか否か，言い換えれば「病識欠如」を病態として包摂する心的体験か否かに規定されたものであり，ここにおいて「病識欠如」は記述現象学の方法上，きわめて重要な分岐点的な位置を占めることになる。第1の方法は，例えば強迫観念や抑うつ気分のように，主体がそれを異常なものと認識し（すなわち「病識あり」），対象化しえているものに対してであり，我々は相手の陳述をそのままに素直にたどることによって，いわば心的体験に内から密着して概念化に至るものであって，術語は時には相手の表現どおりになる場合もあり，一般に特別の判断なく，おのずと立ち現れてくるものである。第2の方法は，先に述べた真正幻覚や妄想のごとく，主体が時にその苦衷を述べえたとしても，その真の異常性を認識しえていない（すなわち「病識なし（病識欠如）」）心的体験に対してであり，ここにおいては我々は相手とは別の判断基準を導入して，いわば心的体験に外から距離をおいて概念化に至るものであり，それに応じて術語には妄想（迷妄の想念）とか，幻覚（まぼろしの知覚）とかのように，我々の判断が入らざるをえなくなる。第1の方法の対象となる心的体験は，患者においては「自覚的訴え」となるものであり，それを症状と呼んで差し支えがないことは明らかであるが，第2の方法の対象は先ほどらい述べているように，決して「自覚的訴え」とはならないのである。

それでは，「自覚的訴え」すなわち症状とはなりえない真正幻覚や妄想ははたして何であろうか。すでに上述の第2の方法について「我々は相手とは別の判断基準を導入して，いわば心的体験に外から距離をおいて概念化に至る」と述べたことに示唆されるように，筆者はこれらは「他覚的所見」としての徴候であると考えるが，この議論のためには徴候の概念についての再度の小考察を要しよう。先に例示したことであるが，内科外来に動悸を訴える患者が来院し，脈診すると頻脈であることがわかったとしよう。いうまでもなく動悸は症状とされ，頻脈は徴候とされようが，この際，頻脈はそれが一般に考えられているように，即，徴候となるのではない。実際の臨床の個々の場面においては，頻脈はあくまでも患者に面前する医師の自覚的判断なのであって，この当該医師の自覚的判断が個々の医師を超えた普遍妥当性を保証されて，初めてそれは「他覚的所見」としての徴候となるのであり，それゆえにこそ，この普遍妥当性を求めて脈診の仕方や脈拍数についての一定の基準が設けられているのである。広く内科学一般においても，学生教育に診断学実習がとりこまれ，また理学的所見のとり方に関する指導書があまた出版されるのは，臨床の場での個々の医師の判断が真に普遍妥当性のあるものに，すなわち徴候を見い出せるべくするためのものであって，むべなるかなと思われる。頻脈という，ごく簡単な徴候においてすら，その出発点においては実はそれが医師の判断概念に属するものであることを述べたが，この点において，先に真正幻覚や妄想が医師によって新たな判断基準を導入されて概念化されたもの，すなわち医師の判断概念であると述べたことと共通するのである。ここに，第２の方法によって概念が明細化され術語が付与される真正幻覚や妄想も，その判断に普遍妥当性のある基準を有する限り，徴候と呼ばれるべきものであることが明らかとなった。

3．精神症候の素材としての心的体験への付帯条項

本節第１項において，筆者はすでに「精神症候とは患者の心的体験の共体験（追体験）を通して我々が心のうちに表象（イメージ）したものに対して，概念を明細化し，術語を付与したものである」と，精神症候についてのおおよその定義を示したが，その正確でかつ実際的な定義については付帯条項を設けるべきと思う。

その第１は，精神症候の素材となる心的体験には「言語化された」という付帯条項がつくことである（図４）[59,67]。一般に他者の心的体験を理解するにあたっては，まずはその当該の他者が言葉にして伝えてくるものが素材となるのは言うまでもないことであるが，精神科臨床にあって我々が結果的に症候と看做すに至るものも「言語化された心的体験」である。したがって患者の心的体験の聴取（患者にあっては心的体験の言語陳述，すなわち体験陳述）にあたっては，体験陳述がそのもととなった心的体験を十全に表現したものか否か，あるいはまた正確に反映したものか否か，これらは常に推論の域を出ないのであるが，我々は絶えずその点を考慮しなければならない。

その２は，症候とは「疾患の現れ」であり，よって我々が最終的に症候と看做すものはその異常性（この場合の「異常性」とは，その言葉通り「常と異なる」の意である）においてそう判断されるのであるが，この判断はあくまでも我々の側に属することである。つまり症候とは我々の判断概念であるということであり，実際の臨床場面においてはその自覚を有していることが必要なのである。

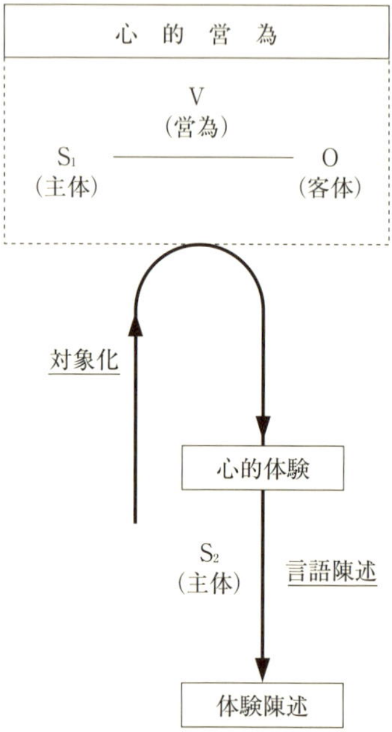

図４　心的営為の成立から心的体験の陳述（体験陳述）へ至るまでの心的プロセス図（文献59より引用）
主体Ｓは営為する主体（営為主体：S_1）と体験する主体（体験主体：S_2）に分けて記載してある。従来の用語でいえば，S_1は客我であり，S_2は主我である。ただし，主体を対象化しようとする時に限り，S_1とS_2の分離が反省的に自覚されるのであって，通常は一体のものとして機能し，自覚されない。

以上の議論を通して，改めて精神症候を定義するならば，「精神症候とは他者の言語化された心的体験の共体験（追体験）を通して我々が心のうちに表象（イメージ）したもののうち，我々が異常と判断したものに対して概念を明細化し，術語を付与したものである」と結論づけることができる（本項の最初に引用した精神症候のおおよその定義の文中にあった「患者」を「他者」と訂正したのは，症候を把握されて初めて，面前する他者は患者となるからである）。

Ⅲ．病態心理

1．病態心理の定義

病態心理とは聞き慣れない用語であろうが，それは病態生理 pathophysiology をもじったものであり，英語に訳せば pathopsychology となろうか。それが意味するものは「個々の精神症候，一定のまとまりのある精神症候群，究極的にはある特定の疾患で出現するすべての精神症候の形成を説明する心理学的機序」であり，後述する議論を先取りしていうならば，離人症を「対象化性質の脱落態」[52]（個々の精神症候）と，自生思考，作為体験，考想化声や幻声などの一連の症候を「背景思考の聴覚化」[46]（一定のまとまりのある精神症候群）と，統合失調症のいわゆる陽性症状のほとんどすべてを「状況意味失認—内因反応」[56]（ある特定の疾患で出現するすべての精神症候）と捉えるがごときものである。筆者の論を借りなくとも，統合失調症の本質を自我障害と，あるいは近年は認知障害と捉えるむきが一般にあるが，これらも広くは病態心理を指し示しているといえよう。ただし，筆者はそこで示された何らかの病態心理が精神症候の形成を十分に説明するものでない限りは，それを病態心理と呼ぶことはできないと考えている。

Kraepelin, E.
成因—症候—経過—転帰—病理所見

中安信夫
成因—病態生理—病態心理—症候—経過—転帰—病理所見

図 5　Kraepelin, E.による精神疾患概念と
中安による現代的修正

2. 精神疾患概念における病態心理の位置づけ

本序論の目的である，病態心理という用語の定義は上述に尽きるのであるが，ここでは精神疾患の概念における病態心理の位置づけを議論しておきたい。図 5 上段に示したものは，進行麻痺をモデルとして Kraepelin, E. によって提唱された（精神）疾患概念であるが，成因と症候が直結するこのモデルに対しては，すでに20世紀初頭における Hoche, A.[18]による症候群学説（成因は新たに固有の症候を作り出すのではなく，正常な心においてもすでに存在している症候連結，すなわち前形成的な症候群 präformierte Symptomenkomplexe を顕在化するだけである）によって批判がなされ（Kraepelin[33]がこの説を受け入れて，症候形成における既成装置 vorgebildete Einrichtung による現象形態 Erscheinungsformen ないし表現型 Äusserungsformen の存在を認めたことは有名なことである），また事実 Hoche の批判に先立つ Bonhoeffer, K.[6]の外因反応型 exogene Reaktionstypen もしくは外因好発型 exogene Prädilektionstypen の提唱によって，この，成因と症候が直接的に連結するという考えが修正を被ったのは周知の事実であろう。筆者もまた，Kraepelin のこの疾患概念は修正されるべきであると考えているが，ただし筆者がここで行おうとしている

のはHocheやBonhoefferの観点からするそれではなく，図5下段に示したように，成因と症候の間に病態生理と病態心理を介在させるべきであるということである。ここに，病態生理とは例えば内科学書に詳述されるような，成因に基づく，ないしそれに端を発する生物学的機序を指すが，身体疾患の場合にはこれらが即，各種の身体症候を形成する説明となるものであり，成因と症候の間に病態生理を追加するだけで身体疾患の疾患概念としては十分なものとなろう。しかし精神疾患の疾患概念としては，上述のことが原理的には妥当であるとしても，病態生理が，さらには成因が不明であることがほとんどであり，今後その探究が必要な現段階においては，それだけでは不足であろうと思える。なんとなれば，精神疾患とはつまるところ脳機能の異常に基づくものと考えられるが，脳の，少なくとも精神機能すなわち心を生み出す脳の機能が現状ではいまだ不分明であり，病態生理が判明すれば精神症候の発現がただちに説明できるかというと疑問であるからである。ここに筆者は，病態生理と症候の間に病態心理を設定することが必要と思うが，これはたんに精神疾患の疾患概念として必要であるということだけでなく，精神疾患の成因や病態生理が不明である現段階においては，その究明を求める上で精神症候から病態心理に迫り，そこで得られた病態心理仮説に基づいて，まさにピンポイント的に病態生理に迫る道が方法として有効であると思えるからである。かつて筆者[60)]は，操作的診断基準に基づいて選択された，ある特定の「疾患」群を対象として何らかの生物学的マーカーを測定するという近年の生物学的精神医学研究を評して，それらは「臨床なき仮説設定」「安易な対象選択」による徒花であると批判したが，言葉を変えていえば，それは「病態心理仮説なき病態生理研究」であって，さながら海路図を持たずして船出するようなものである。道は遠くとも，まずは病態心理を究明することこそが病態生理に近づく確実な道であろうと筆者は考える。

改めて述べるが，「病態心理とは，個々の精神症候，一定のまとまりのある精神症候群，究極的にはある特定の疾患で出現するすべての精神症候の形成を説明する心理学的機序」であるが，それを探究するのが精神病理学 psychopathology の究極の目的であり[74)]，ここにおいて病態心理の究明を目的とする精神病理学と病態生理の究明を目的とする生物学的精神医学は互いに手を携えることができるのである。

第 1 章

症候の進展と後退
―症候は形を変える―

本章の副題「症候は形を変える」の「形」とは，例えば幻覚，妄想というような記述現象学的な「形式 Form」のことであるが，筆者は本章において疾患の増悪あるいは軽快に伴って，ある一つの原基に発する症候が上記した形式，さらにはそれらを統括する要素心理学的症候分類をさながら横断するがごとく「形」を変えて，進展あるいは後退するというテーゼを述べたいと思う。筆者がこのことを学んだのは，ほぼ初めての精神病理学的論文となった「背景思考の聴覚化—幻声とその周辺症状をめぐって」[46]である。上記のテーゼは，論文執筆の当初から意図したものではなかったが，それまでの精神症候学における基本的骨格である記述現象学的形式あるいは要素心理学的分類の桎梏からその後の筆者を自由にしたという点で，今振り返ってみて幸運な出発であったと思われる。

〈要説〉背景思考の聴覚化—幻声とその周辺症状をめぐって（1985）

思考と聴覚は営為に対する自己能動感，内容の自己所属感，言語的明瞭性，音声性，営為の場の定位の 5 属性において反対の性質を有するが，通常の思考（前景思考）とは別に，意識下で不随意的，非論理的に作動していると考えられる背景思考（フランスでいうところの内的思考 pensée intérieure であり，その属性において営為に対する自己能動感がないという点でのみ前景思考と異なる）があり，それを原基として，内容の自己所属感以下の４属性が順次聴覚の性質へと転じていくこと，すなわち〈背景思考の聴覚化〉が統合失調症の症候形成機序の一つであることを論証した。

着想の契機は，筆者が自生内言と命名した，一統合失調症患者が述べた「心の中に言葉が湧いてくる」（逐一書き取ることができるほどに言語的に極めて明瞭であるにもかかわらず，「聞こえる」という音声性のニュアンスはなく，またその内容も患者の与り知らないもの）という訴えであり，この自生内言を上記の５属性の有無で検討すると，営為に対する自己能動感（－），内容の自己所属感（－），言語的明瞭性（＋），音声性（－），営為の場の定位（内）となり，それは前３者の属性において聴覚と同一，後２者の属性において前景思考と同一であり，したがって前景思考と聴覚の中間の現象形態（中間形態）と理解された（図６）。当初は中間形態と考えられた，この自生内言を，①思考が順次聴覚の性質を帯びていく移行過程の一現象形態（移行形態）であり，②聴覚化を受けるのは前景思考ではなく背景思考である，と仮定することによって（図７），背景思考が内容の自己所属感以下の４属性において順次聴覚の性質へと転じていくという〈背景思考の聴覚化〉仮説が着想され，ここに５段階，16種の現象形態の存在が理論的に予測されることとなった（図８）。各々の現象形態に該当する統合失調症症状の存在が逐一検討され，16種のうち12種は旧来の統合失調症症候学の中に記載がみられ，１種は筆者がその存在を確認することができた。残り３種はその存在が不明のままに残されたが，16種の現象形態のうち13種が統合失調症症状として実在することが確認され（図９），よってこの〈背景思考の聴覚化〉仮説はほぼ立証されたと考えられた。併せて，その13種の症状は旧来の要素心理学的症候分類によれば思考障害，自我障害，知覚障害に分類されるものであって，〈背景思考の聴覚化〉という機序は記述現象学的形式を横断するがごとき症候形成を成しており，ここに旧来の要素心理学的症候分類は反古されるに至った。

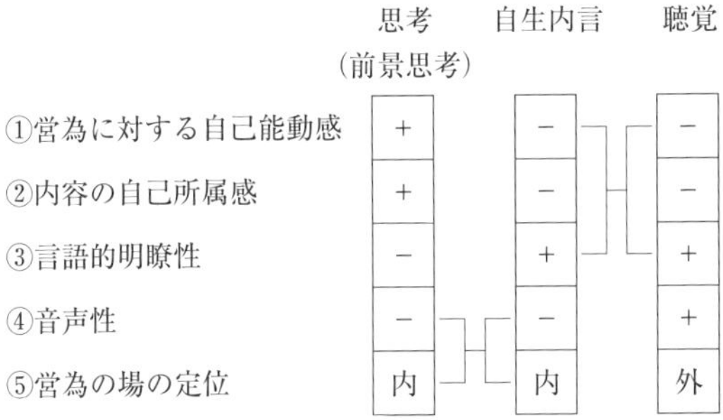

思考
（前景思考）
自生内言
聴覚
①営為に対する自己能動感
②内容の自己所属感
③言語的明瞭性
④音声性
⑤営為の場の定位
＋
＋
－
－
内
－
－
＋
－
内
－
－
＋
＋
外

図６　自生内言は思考（前景思考）と聴覚の中間形態である
（文献46より一部改変して引用）

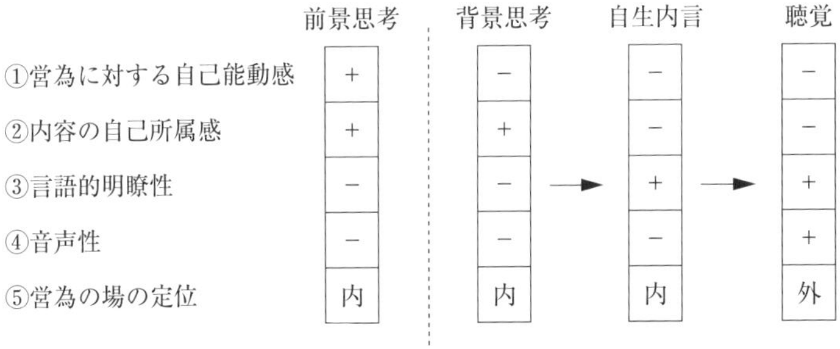

前景思考
背景思考
自生内言
聴覚
①営為に対する自己能動感
②内容の自己所属感
③言語的明瞭性
④音声性
⑤営為の場の定位
＋
＋
－
－
内
－
＋
－
－
内
－
－
＋
－
内
－
－
＋
＋
外

図７　自生内言は〈背景思考の聴覚化〉の一移行形態である

Ⅰ．体験を聴く

上記した要説に記したように，原論文の出発点は一統合失調症患者が述べた「心の中に言葉が湧いてくる」という訴えであった。本節ではその訴えの詳細を見ておこう。

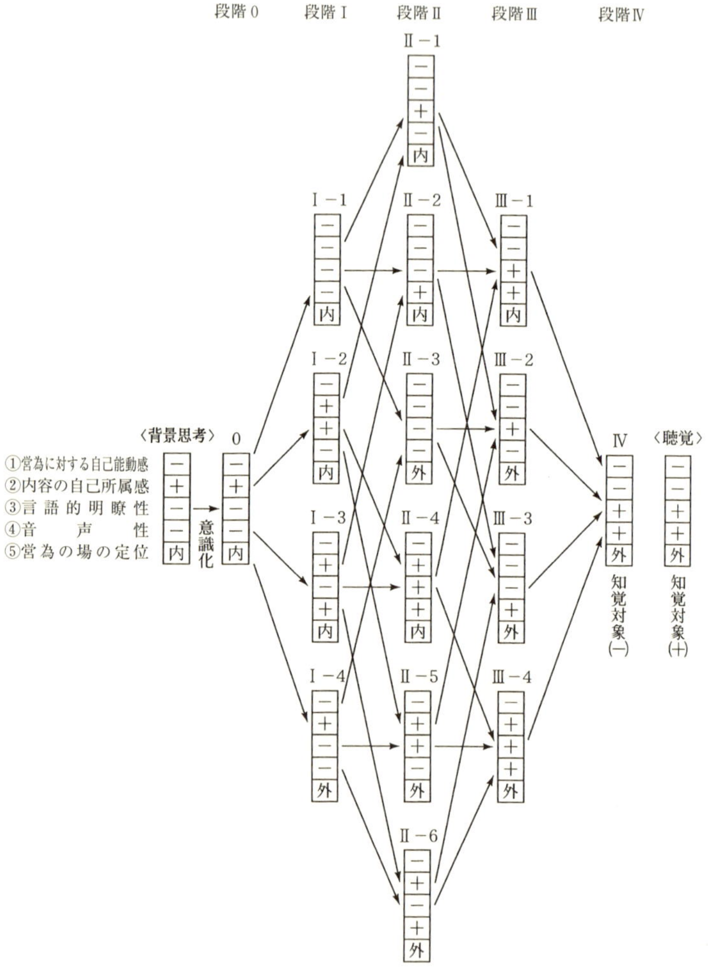

図8　〈背景思考の聴覚化〉の理論的過程（文献46より引用）

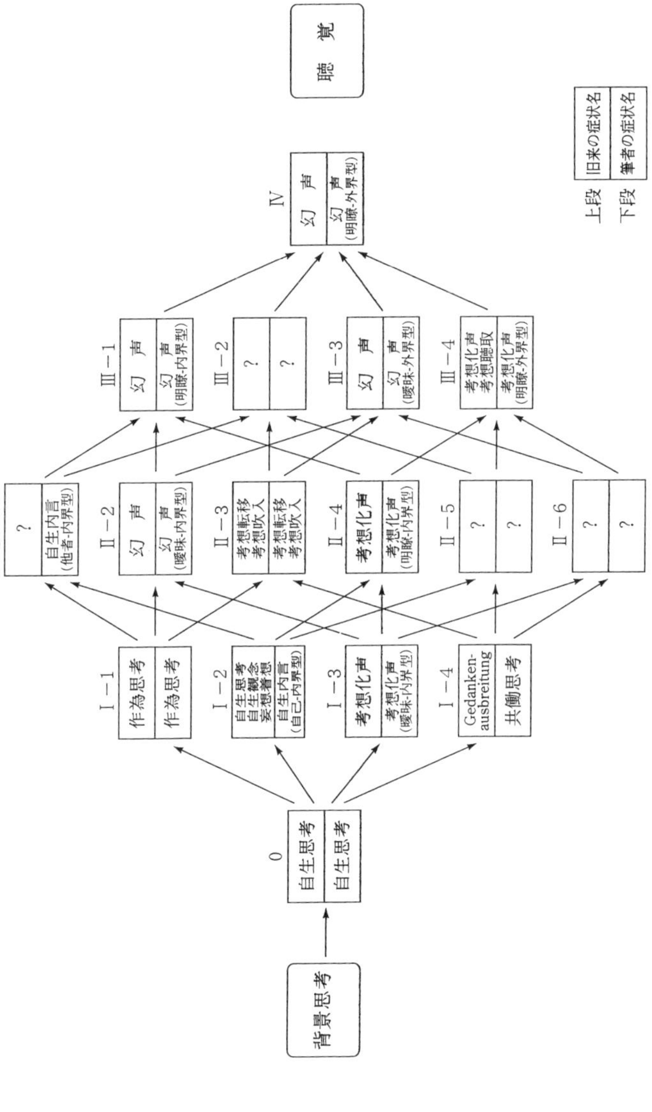

図９　〈背景思考の聴覚化〉における現象形態と症状名の対応（文献46より引用）

【症例】30歳，女性，塾講師

主訴：他人に心の中をさらされている。

現病歴：X年4月（22歳），大学を卒業して銀行に就職したが，大卒の女性は患者のみであり，また配属された部署に行内でも評判の美男の独身男性がいて，その人との関係でまわりの女性よりいじわるをされた。そうした対人関係が原因で6ヵ月で証券会社へ変わったが，転職した頃より患者しか知らないことを他人が知っているような素振りをするようになった。最初の頃はただ不思議だなと思っていたが，ある時，自分の心が皆に知られているのではないか，銀行で意地悪されたのもそのためではないかと思い付いた。そうしたら途端に，自分が心の中で考えたことに反応があった。声は自分が普通に考えたことに対して反応する以外に，「心の中で自然にぺらぺらと喋ってしまう。心の中に言葉が湧いてくる」ことにも反応して聞こえてくる。例えば，誰か男優を見たりすると，自分は結婚なんか考えていないのに「結婚できるかしら」と言葉になって出てくる（口で喋らないのが違うだけ）。そうすると，馬鹿にしたような笑い声や話し声が聞こえてくる。スーパーで買い物をしていると「盗んでみようか」という言葉が浮かんでくる。どこへ行っても反応するし（見ず知らずの人や子どもまでも），そのために定職にはつけず，週2回の塾講師がやっとである。

上記は初診時に聴取した主訴ならびに現病歴であるが，他人の「反応」によって「他人に心の中をさらされている」という考想察知 Gedankenverstandenwerden があり，それに対応するかのように「心の中で自然にぺらぺらと喋ってしまう。心の中に言葉が湧いてくる」という，原論文で筆者が注目した症状が出現してきたものである。以下，その後の治療経過の中で述べられた本症状に関する陳述を列記しておこう（後の議論のために，別々の日に聴取された各々の陳述に①～⑦の番号を付しておく。なお，下線を引いた箇所は現時点で原論文を再考するにきわめて重要な陳述であるが，執筆当時は看過してしまった箇所である。これについては本章の最後に記す補遺2で考察することにする)。

①（心の中でぶつぶつと言うのは？）ちゃんとした言葉になっている。口に出し声になっていないというだけであって…内容は支離滅裂に近い。自然に言葉になる。日常生活で必要なこと，例えば，明日はどうしようかな，とかは言葉にならないで考えられる。同時に可能。（自分の考えなの？）思考という高度のものではない。考えとか思考というものではなく，現実の生活に即した，くだらないこと。（過去の記憶が蘇ってくる？）病気になった最初がそう。人に知られたくないこと，過去の嫌な思い出，昔の初恋や恋愛など，普段ならば自分だけが知っている，自覚していることで言葉に出すものではないが…それが言葉になってくる。心の中が口と同じになってくる。

②周りが静かな時，心の中でぼそぼそと言うのは90%以上とれた。ただ家にいて人の声が聞こえてくると，憂うつというか狂ってくる。声が聞こえてくると，例えば「私は馬鹿だ，利口だ」とか，「常識を知らない」とか，その場の状況にかかわる言葉が自然に出てくる。それに対して，人が反応するといらいらする。怒鳴ったこともある。

③電柱の選挙ポスターに出ている人の名前を見たり，またふと眼に触れた数字を見ると，「この人の名前，英語で何って言うんだろう」「この数字は何と言うか」という言葉が心の中に出てくる。私がそのことを知っていないなら兎も角，知っていて，そんなこと考えもしていないのに出てくる。自分が予期もしていないことや，また考えてもいないこと―むしろ逆のことを考えている―が突然に出てくる。例えば，自分は長女だから両親の面倒をみていこうと思っているけれども，「親の面倒はみない」とか。

先日，パーマをかけに行っていて，自分はオカマに入っていて，客もいず，店の人も誰もいなくなった。そしたら，「私，お金取っちゃった」とか,「取っちゃおう」という言葉が心の中に出てきた。誰もいないから,取ろうと思えば取れる状況であるけれども,自分ではそんなこと考えてもいないのに。店の人が戻ってきた時,同じように心の中で言葉になったら,私の場合は心の中がわかってしまうので疑われたりしないかとすごく心配になった。(誰の考えなの?)自分の考えじゃないみたい。誰かが私の心を借りてしゃべっている感じ。(それは誰?)それは…。(比喩として言っているの?)ええ,まあそうですね。

④ひどい時は生活のすべての面に関連して出てくる。(刺激があってのこと?)必ずしもそうではない。全く関係のない時にでも出てくる。テストの添削をしていたりしても。(心の中で思っていることが声になって聞こえてくることは?)ありません。それ,幻聴のことですか。それは以前にありました。4年前です。○○病院に入院した頃は,実際に人が反応してしゃべっているのかと考えたけれども,今ではそれが実際の声と違うのがわかる。(どこから聞こえてくるの?)どこか遠くの方から。(方向はわかる?)大体わかった。声の質,トーンが同じ。抑揚は乏しい。軽くなってくると,何を言っているのかわからなくなったが,ぼそぼそしているけれども聞こえる。(心の中で言葉になることと幻聴は?)関係ないと思う。

⑤なるべく自分のことを考えて刺激がないように努めているが,人の声が聞こえてくると全神経がそこに集中する。そして心の中が乱れてくる。しばらく聞いていて,心の中に出てきた言葉に対して反応がなければ,また落ち着いた気持ちになれる。心の中に言葉が出てくることは,人の声が聞こえてきた時の方が多い。一人でいる時も出てくることはある。(心の中に言葉が出てくるのと違って,考えみたいなものが出てくることはある?)過去にありました。今も,少ないけれどある。過去のこととか…その場でのこととか。(言葉になることと内容は?)同じ。(その2つに関連はある? 例えば,互いに移行するとか?)関連ないと思う。

⑥（心の中の言葉を誘発するのは？）鳥の鳴き声や物音は大丈夫。（聞き取れないざわざわとした声は？）それでも駄目。いくらかは楽であるけれども。（テレビは？）録画は平気。中継は駄目。録画ならば反応のしようがないが，中継なら笑われる。中継ならば反応がある。そうすると益々心の中に，笑われてもしようがないということが出てくる。中継でもニュースならば大丈夫，ただしゃべっているだけだから。ワイドショーは駄目。歌謡番組ならば歌をうたっている時はいいが，司会者が話し始めると駄目。録画だと思って安心していて，新聞などで中継とわかると，途端に心が騒ぐ。慣れることはない。

⑦人が周りにいるとか，人の声が聞こえてくると，声にはならないけれど，言葉としてはっきりと出てくる。（声とは違うと言われているけれど，「聞こえる」というニュアンスはまったくないの？）そう言われれば，大部分，少しそうしたニュアンスがありますね。（なんと表現すればいい？）…《その表現は難しそう》（はっきりとした言葉にはならないけれど，漠とした考えが出てくることはある？）ありますね。でも，正常の精神状態と思われるものが大部分で，少し異常な時もある。（正常と異常をどこで区別する？）自分がその時考えていないことや，あまりに突拍子もないことや事実に反することが自然に出てくる。例えば，道を歩いていて中華そば屋があって，看板に‘ギョーザ’と書いてあるのを見て，「ギョーザって何だろう」「帰りにギョーザ食べて帰ろう」とか。テストの添削をやっていて，テレビという言葉が出てくると，「家にはテレビはない」という事実に反することが出てくる。（それは漠とした考えが浮かんでくるものの中にもある？）あります。それで異常とわかる。

以上が考察の資料となった患者の全陳述であるが，患者の苦衷はたんに「心の中に言葉が湧いてくる」からだけでなく，「心の中に出てきた言葉に対して（他人の）反応」があり，まさに「他人に心の中をさらされている」からである。ここに他人の「反応」とは「馬鹿にしたような笑い声や話し声」とのことであるが，考想化声 Gedankenlautwerden を尋ねた当方の質問に対して患者が述べた4年前の幻声とこの「心の中の言葉」との関連性について「関係ないと思う」と述べていること（④）からは，「馬鹿にしたような笑い声や話し声」は幻声ではなく，実際の声に対する自己関係づけと思われた。いずれにしろこの症状は‘他者の反応から自分の考えが外部にわかられていると考える’考想察知と判断された。

なお，「（過去の記憶が蘇ってくる？）病気になった最初がそう。人に知られたくないこと，過去の嫌な思い出，昔の初恋や恋愛など，普段ならば自分だけが知っている，自覚していることで言葉に出すものではないが…それが言葉になってくる」（①）との陳述からは，過去に実際にあった体験もこの「心の中の言葉」の対象となっており，その前段として筆者[55)]が後に自生記憶想起と名付けた症状が，また「（心の中に言葉が出てくるのと違って，考えみたいなものが出てくることはある？）過去にありました。今も，少ないけれどある。過去のこととか…その場でのこととか」（⑤）という陳述からは自生記憶想起や自生思考が，過去に，それも病初期にあったことが窺われ，他方すでに述べたことであるが，一時期（4年前）はっきりとした幻声があったことが述べられている。

Ⅱ．症候を読む

ここで筆者が注目したのが「心の中の言葉」という体験であるが，前節で述べた患者の陳述を紹介しつつ，その要点をまとめてみると，以下のようになる。

ⅰ．出てくるのは内容明瞭な言葉であって，声ではない。

・ちゃんとした言葉になっている。口に出し声になっていないというだけであって。(①)

・声にはならないけれど，言葉としてはっきりと出てくる。(⑦)

・「私は馬鹿だ，利口だ」「常識を知らない」(以上②)，「この人の名前，英語で何って言うんだろう」「この数字は何と言うか」(以上③) など。

(ただし，「声とは違うと言われているけれども，『聞こえる』というニュアンスはまったくないの？」という当方の質問に対して，「そう言われれば，大部分，少しそうしたニュアンスがありますね」とも答えており，若干ながら音声のニュアンスもあるのかもしれない)

ⅱ．言葉は自分の意志で出しているのではない。

・そんなこと考えもしていないのに出てくる。自分が予期もしていないことや，また考えてもいないこと―むしろ逆のことを考えている―が突然に出てくる。(③)

・自分がその時考えていないことや，あまりに突拍子もないことや事実に反することが自然に出てくる。(⑦)

ⅲ．言葉の内容は自分の考えではない。

・そんなこと考えもしていないのに出てくる。自分が予期もしてい

ないことや，また考えてもいないこと—むしろ逆のことを考えている—が突然に出てくる。(③)
・自分がその時考えていないことや，あまりに突拍子もないことや事実に反することが自然に出てくる。(⑦)

iv．言葉が出てくるのは心の中である。
(これは例示するまでもなく，上記した陳述のすべてにおいて述べられている)

以上の如くまとめを与えておいた「心の中の言葉」,筆者はそれを内言語の自生という意味で自生内言 autochthone innere Sprache と名付けたが，概念化すると自生内言という症状は営為に対する自己能動感がなく（ii），内容の自己所属感もなく（iii），言語的明瞭性はあるが（i），音声性（当初は感覚性という用語を用いた）はなく（i），営為の場は精神内界に定位される（iv）ものと明細化されることになった。

III．病態を解く

1．〈背景思考の聴覚化〉仮説の着想

前節において，自生内言の記述現象学的記載を示したが，この症状から〈背景思考の聴覚化〉仮説を着想するにあたっては以下に述べる 3 つのステップがあった。

1）自生内言は思考と聴覚の中間形態である

自生内言という症状を初めて聴取した時点で，筆者はそれが思

	思考	自生思考	自生内言	幻声	聴覚
①営為に対する自己能動感	＋	－	－	－	－
②内容の自己所属感	＋	＋	－	－	－
③言語的明瞭性	－	－	＋	＋	＋
④音声性	－	－	－	＋	＋
⑤営為の場の定位	内	内	内	内～外	外

図10　「自生内言の精神病理学的位置づけ」（文献74より一部改変して引用）

考と聴覚の‘間の子’のようだとの印象を受けていたが，以下の解析のごとく実際にそうであった。すなわち，ここに営為に対する自己能動感，内容の自己所属感，精神内界への営為の場の定位はもっぱら思考の属性と，他方言語的明瞭性，音声性，外界への営為の場の定位はもっぱら聴覚の属性と解されるものであるが，各々の属性をどちらか一方の属性と固定的に考えるのではなく，有るか無いか，ないし精神内界か外界かという観点を導入して両方に関わる属性としてとらえるならば，思考（この場合は我々が自覚して意図をもって営んでいる思考であって，後述するように「前景思考」と呼びうるものである）と聴覚（この場合は圧倒的に多い「聞こえる hear」であって，「聴く listen to」ではない）は上記５属性について正反対の性質を有するのであって，加えて自生内言は営為に対する自己能動感，内容の自己所属感，言語的明瞭性の３属性において聴覚の性質と同一であり，他方音声性と営為の場の定位の２属性において思考の性質と同一であって，まさに両者の中間的な形態であることが判明したのである。自生思考は思考と類似しており，また幻声は聴覚と類似しているという点でその両者をも含んだ「自生内言の精神病理学的位置づけ」と題した，その当時，最初に作成した図を掲げる（図10）。

2）自生内言は思考が聴覚化していく過程の移行形態である

上記の想を得た頃，筆者は縁あって群馬大学精神科へ転出したが（1984年6月），転入後すぐの，筆者の自己紹介も兼ねて行われた集談会で，上記の「自生内言の精神病理学的位置づけ」を「思考と聴覚の現象学的連続性に関する一考察―幻覚の記述精神病理学的位置づけをめぐって」と改題して発表した。そこで参加者の一人から出されたある質問が後の論の発展のための一層の下敷きを与えることになったが，それは「先生の論によれば，自我障害はどう位置付けられるのか？」というものであった。発表原稿が残されているが，そこには「思考吹入」「させられ思考」「考想化声」という症状名とその属性を＋，－，±で記した鉛筆による書き入れがあり，元々記していた自生内言，自生思考，幻声の3種に加えて上記の3種，都合6種の統合失調症症状が，5属性―二分法による順序づけをも伴って思考と聴覚の中間の現象形態であることが判明し，このことによって筆者は，静態的 static なものながら思考と聴覚が記述現象学的には連続したものであることを帰納的 inductive に証明しえたと考えるに至った。たまたま翌1985年3月の「分裂病の精神病理」第14回ワークショップへ筆者は初めて出席を許されており，上記を発表しようと考えたのであったが，いささか簡素で陳腐な印象も抱いており，苦吟していた。そして，ある時，突然に，思考と聴覚の間にはたんなる連続性があるのではなく，それは思考が順次聴覚の属性を帯びていくことによって達成されるという，考えの飛躍が生じたのであった。この経緯についてはすでに随想風に記した別稿[74]に詳しいので，それを引用することにする。

確か1985年の１月か２月か，冬の寒い季節だったと記憶していますが，転機は前橋から当時住んでおりました大宮へ帰る高崎線の各駅電車の中で起きました。夜の10時も過ぎた上りの各駅電車ですから車内には数人の乗客だけで，私は上着を取ってネクタイを外し，靴も靴下も脱いで前の座席に脚を投げ出し，駅で買った缶ビールを飲みながら，ゴトンゴトンという単調なレール音を聞きながら，わずかな灯火しか見えない暗い車窓をぼんやりと眺めておりました。そうした感覚遮断的状況とアルコールによる覚醒レベルの低下がそれを促したのだと思いますが，ある瞬間に「自生内言は自生思考と幻聴の，いや思考と聴覚の中間形態ではなく，思考が順次聴覚の属性を帯びていく，ないし思考が聴覚へと切り替わっていく移行形態だ！」という考えが，まさに自生思考的，自生内言的に閃いたのでした。それは自生内言の理解が静態的 static なものから一気に動態的 dynamic なものに変化した瞬間，また広く統合失調症の症候学を考察する私の方法が帰納的 inductive に記述することから演繹的 deductive に予測する方法へと変化した瞬間でした。持っていた大封筒の裏に，大急ぎで思考の属性を１つ変え，また１つ変えとしていって，大宮駅に着いた段階ではのちに私が「背景思考の聴覚化」論文で示した図の原図が出来上がっておりました。この原図では聴覚属性を帯びていく原基は営為に対する自己能動感がある，思考ないし前景思考であるとしていたのですが，のちにその原基は自己能動感のない背景思考であると改めました。これはフランスで言うところの内的思考であって，西丸四方先生の「背景的体験の前景化」論に教えられたものでした。

3）聴覚化するのは思考（前景思考）ではなく，背景思考である

上記引用した文章の最後に，聴覚化するのは思考（前景思考）ではなく背景思考であることを述べたが，筆者が考えをこう改めたのはなにゆえか。それは，思考のすべてが聴覚化を受けるとするならば，統合失調症患者にあっては思考というものの一切がなくなってしまうはずであるが実際にはそうしたことはなく（これを端的に示しているのが，聴覚化によって生じた病的体験を同時的に観察している思考があることである），さすれば思考の中に聴覚化を受けるものと受けないものとがあるという考えに傾かざるをえないが，そうすると次にはそれらの二者は何によって区分されているのかという設問が浮かび上がってきて答えに窮してしまい，ここに初めて，聴覚化を受けるのは思考ではなく，思考に類似した何ものかであって，思考そのものはそれを観察するのみであるという考えが出てきたのである。

さて，上記した「思考に類似した何ものか」とは何か。筆者はこれをフランスでいうところの内的思考（内部の思考）pensée intérieure[3,4,76]であると考え，またその用語を西丸[77]の「背景（的）思考」に借りたのである。ここに，西丸[76]による解説を引用して内的思考の概念を説明するが，筆者がこの概念を初めて知ったBaruk, H.の2冊の本（邦訳『精神病と神経症』[3]，『フランス精神医学の流れ―ピネルから現代へ』[4]）ではこの用語はこれといった解説もなく使われており，フランス精神医学では常識であるようである。

フランスではひとりでに浮んでくる考えが自分から離れてゆくのを，心の自動性という。そしてひとりでに浮んでくる，心の奥底にうごめいている考えを内部の思考（パンセ・エンテリュール）と呼び，平生はこのうごきは悟られずに過ぎているが，不意のインスピレーションや，詩人の霊感や瞑想などにおいてその存在がほのかに感づかれる。内部の思考はひとりでに引き続いて展開して行くが，緊張の努力があるとこの心の自由な展開を引き止めてしまう。

内部の思考の構造は，個々の節の連絡が緩んでおり，論理的な合理的な法則がない，感情的な欲望的な連絡であって，明晰な思考の下に隠れているが，明晰な思考もそれが飛躍し発展する時には，この内部の思考を制御しながら利用する。（下線は筆者による）

また「背景体験の前景化」を論じた西丸の「分裂性体験の研究」[77]論文から，彼の言う背景（的）思考がいかようなものと考えられているかを見ておこう。

我々正常者も，何かを考えている時に，その考えだけが意識されているのではなく，あまり明瞭にではないが，他のことも同時に考えられていると意識される。何かについて考えようとする時にも，その考えは問題について一直線に考えを進めて行くのではなく，自分から自分の考えに異義を挟んだり，考え直したり，疑を抱いたり，反対のことを考えたりしながら，一つの問題に対する考えをおし進めて行くのであるが，この場合主となる考えの周囲におこる考えは，そう考えようとして現われるのではなく，ひとりでに浮び上ってくるのである。また我々が何かを考えている時に，その考えの外になお意識されているものがいくつもある。ある一つのことを考えている時にそれと全く関係のないことがひとりでに思い浮んでくることもある。或は何かを見ている時に，その物の意味や理由がひとりでに思い浮んでいるものもある。或はまた何かを見，何かを考えている時に，自分の種々の身体感覚，自分の精神現象の主動性の感，外界の事物の実在感などが同時にばくぜんと意識されている。知覚という場合にも，外界に存在するものが最も明瞭に意識されているが，同時にこれらのばくぜんとした意識がその背景として存在しており，我々はこのばくぜんとしたものを明瞭に意識するように態度を変えることができるが，その場合には前に明瞭であった外界の物の意識の明瞭さは減ずる。幻聴の場合にはこのような背景にあるばくぜんとした意識の一種の明瞭化が関係している。これを背景体験の前景化と称することにする。（下線は筆者による）

西丸のこの記載は，我が事を，ことに論文執筆の際の心の動きを想い起こせば，‘なるほど！’と首肯されるものであった。ともあれ筆者は，この西丸論文のコピーの余白に「西丸：辺縁―中心，筆者：不随意的（自動的）―随意的（意識的）」と書き入れているが，西丸が「背景（的）思考」という用語の下，下線のごとく意識野の中での辺縁 vs. 中心，あるいは背景 vs. 前景という位置を問題にしたのに対し，筆者は随意性，すなわち営為に対する自己能動感の有無を問題にしたことがわかる。この違いは焦点の当て方にすぎず，実際上はほぼ同じことを考えているのであるが，先の西丸による内的思考の解説文中の下線部「ひとりでに浮かんでくる，心の奥底にうごめいている」「ひとりでに引き続いて展開して行く」という不随意性という側面に筆者がより注目したためであろう。それでは，筆者の注目が内的思考の「不随意性」にあって背景思考の「意識野の中での位置」ではなかったのにもかかわらず，何ゆえに拙著論文においては内的思考という用語を用いず背景思考という用語を用いたのであろうか。いまとなっては確とは覚えていないが，西丸が統合失調症のいくつかの症状の成立機序を要約した「背景体験の前景化」「辺縁意識，或は背景体験における聴覚的前景化」「背景思考の前景化」という切り口に筆者がいたく感動したためと，「背景」という用語には既にして「内的」という意味合いも含まれていると考えたためであろう（西丸の要約の中には「聴覚的前景化」というようにほぼ「聴覚化」と同義の文言があり，また「背景思考」という文言もあるが，さすれば筆者の〈背景思考の聴覚化〉は西丸の文言をそのままに借りてきたといえるであろう。また，思うに「意識下思考 subconscious thinking」という用語の方がもっと適切であったかもしれない）。

ともあれ，筆者[46]は「思いつき」「ひらめき」あるいはまた入眠期の非論理的で脈絡のない思考等も援用して，上述の意味での背景思考を仮定し，そしてその背景思考こそが聴覚化するのだと考えるに至ったが，5属性の有無による定義づけによるならば，背景思考と思考（前景思考）とは営為に対する自己能動感という1属性でのみ異なるものであって，他の4属性は共通であるとされたのである。

以上，3つのステップによって〈背景思考の聴覚化〉仮説が着想されたのである（図8）。その説は西丸の「背景体験の前景化」論の，いうならば思考版であるが，元はといえば，あくまでも自生内言をどう理解するかという設問が最初にあり，そこで5属性―二分法による各々の現象形態の定義づけが考案され，最後になって西丸の理論に筆者は遭遇したのである。

内的思考といい，あるいはまた背景思考と呼び，最後にはより適切には意識下思考とも言えると述べた「思考」と，我々が随意的かつ論理的に営んでいる，いわゆる思考との関連についてであるが，筆者はこれら両者は別々に存在し，別々に機能しているのではなく，両者は有機的に連結した，思考過程の２段階を構成しているものと考えている。この考えがよりはっきりと着想されたのは，後の論文である「背景知覚の偽統合化—妄想知覚の形成をめぐって」[47]で提唱した「状況意味失認—偽統合反応」仮説をこの〈背景思考の聴覚化〉論にも適用しようと考えた時であって，その際，筆者[49]は次のように記している。

「筆者がこう（状況意味失認が内的対象である思考にも適用されうること：今回注）論じるのは，繰り返しのべたように，思考にも意識下で自動的に作動する背景思考が存在するということが措定されているからである。簡単な例をあげよう。例えば，われわれがリンゴを眼にして『うまそうだなあ』と思うとか，あるいはかつて旅先で見たリンゴ畑を思い起こしたとしよう。その際，これらの思いや記憶は初めから意図されて生じたものであろうか。筆者は否と考える。リンゴを眼にして，実は意識下では『果実』『赤い』『球形』『甘酸っぱい』などリンゴの一般的属性や，リンゴにまつわる種々の個人的エピソードが自動的に喚起されたに違いない。そして，それらは渾然一体をなして，その折の背景思考を成しているものと思われる。そして，意識されているといないとにかかわらず，主体がその際何を志向しているかという内的状況（例えば，先の例では『空腹で何か食べたい』と思っていたとか，感傷的となって過ぎ去った日々を思い出すような心境にあったとか）に合致する一つの意味が，これまた自動的に選択されて意識化されるのだと思われる」

以上のように，意識下思考（内的思考，背景思考）→思考（前景思考）という二段階の有機的連結が考えられるのであるが，こうした考えからすれば連合弛緩（端的には支離滅裂）という症状は，本来的に過剰に連合している意識下思考がいわばチェックを受けずに思考（前景思考）となり，その不特定・多岐・非脈絡性を顕現したものと考えられるのであって，もともと緊密であった思考が弛緩したわけではないのである。この点では，筆者は「連合弛緩」と呼ぶよりは「過剰連合」と呼ぶ方が実態に適っていると考える。

2.〈背景思考の聴覚化〉仮説の証明

原論文は結果的には‘着想がすべて’というものであったが，実際においては〈背景思考の聴覚化〉仮説によって推定された５段階，16種の現象形態に合致する精神症候が存在し，加えてそれらが統合失調症性のものであるということを逐一証明する必要があり，それなくしてはいわば‘お遊び’，‘机上の空論’にも堕しかねないものであった。

原論文においては筆者は，段階０の０から段階Ⅳ のⅣ までの16種の現象形態を順次段階を追いながら，それらに合致する精神症候を検討したふうに記載したが，実際のいわば‘症候捜し’は，以下に述べるように各々キーとなる２属性ごとにまとめられた４群（１群は４種の現象形態から成る）の現象形態群ごとに検討されたのである。

・第１群（Ⅱ－２，Ⅲ－１，Ⅲ－３，Ⅳ）

これらは②内容の自己所属感が無く（－），④音声性は有る（＋）というものであり，すなわち「聞こえる感じはあるものの，聞こえてくる内容は自己のものではない」というもので，この群が広く幻声 Stimmenhören と呼ばれるものであることはすぐに判明した。①営為に対する自己能動感は16種の現象形態のすべてにおいて無い（－）としている以上は検討の対象外であり（以下，他の群の検討においても同様)，その他の２属性，すなわち③言語的明瞭性の有・無と⑤営為の場の定位の内・外の組み合わせによって，例えばⅣ：幻声（他者—外界型）など４種の幻声のあり方が推定されることになった。そして，これら４種は旧来の症候学においては一括して幻声とされているものの，文献を捜す必要もなく，自らの臨床経験を振り返ってみてこれら４種の幻声が実際に存在することは明らかであった。

・第２群（Ⅰ－３，Ⅱ－４，Ⅱ－６，Ⅲ－４）

これらは②内容の自己所属感が有り（＋），④音声性もまた有る（＋）というものであり，すなわち「聞こえる感じがあり，しかも聞こえてくる内容は自己のものである」というもので，これは旧来考想化声 Gedankenlautwerden と呼ばれてきたものであることもすぐに判明した。これも他の２属性，すなわち③言語的明瞭性の有・無と⑤営為の場の定位の内・外の組み合わせによって４種が区分されることになったが，これらのうちⅡ－６に相応する症候，いわば考想化声（曖昧—外界型）とでも称すべき症候はどうしても見出せず，またⅢ－４に相応する症候，いわば考想化声（明瞭—外界型）は旧来考想聴取 Gedankenhören（自分の考えが他者によって話される）と呼ばれてきたものではないかと考えられた。

・第３群（Ⅰ－２，Ⅱ－１，Ⅱ－５，Ⅲ－２）

これらは③言語的明瞭性は有る（＋）ものの，④音声性は無い（－）というものであり，すなわち「はっきりとした言葉を感知するが，聞こえる感じはない」というものである。これも他の２属性，すなわち②内容の自己所属感の有・無と⑤営為の場の定位の内・外の組み合わせによって４種が区分されることになったが，これらのうちⅡ－１，すなわち内容の自己所属感がなく，営為の場は精神内界に定位されるものは原論文の出発点となった自生内言であり，新たに自生内言（他者―内界型）と命名された。またⅠ－２は自生内言（自己―内界型）とでも称すべきものであるが，旧来自生思考 autochthones Denken に含まれていたり，あるいはそれが思考 Denken ではなく思考されたもの Gedanke, Idee であるという意味で自生観念 autochthone Idee と呼ばれたものと考えられた。また正常者における「思いつき」「ひらめき」の類いもこれではなかろうかと考えられた。残る２種のうち，Ⅱ－５に相応する症候，すなわち「自分のはっきりとした言葉を外界に感知する」という症候，ならびにⅢ－２に相応する症候，すなわち「他者のはっきりとした言葉を外界に感知する」という症候は，少なくとも原論文執筆時には不明のまま残されることになった（Ⅲ－２は後に判明したが，それは後述する）。

・第４群（０，Ⅰ－１，Ⅰ－４，Ⅱ－３）

これらは③言語的明瞭性は無く（－），また④音声性も無い（－）というものであり，これらは広く思考の障害と呼ばれてきたものの中に相応する症候が見い出されようと推測された。②内容の自己所属感の有・無と⑤営為の場の定位の内・外の組み合わせによって４種が区分されるが，これらのうち０は背景思考がそのまま意識化されたものと考えられるものであって，これはすぐに自生思考であると判明した（ちなみに，自生思考は筆者[55]が初期統合失調症症状の代表的なものと考えているものであって，臨床的にまっ先に現れてくる症状が〈背景思考の聴覚化〉過程の最初で現れてきた点で，筆者はこの仮説の信憑性に確信を抱いたのである）。しかし，この群に属する他の３種の現象形態に相応する症候の特定にはかなりの考慮が必要とされた。

まずⅠ－1であるが，これは「内容の自己所属感がなく，それでいて精神内界で営まれる思考」とでもいうべきものであって，結局これは作為思考 gemachtes Denken ではないかと思われた。この同定は，これまでの検討と違って，現象形態から症候を推定したのではなく，思考障害と呼ばれる症候から逆に現象形態を探ったのである。上記した最終の結論に到達するのに苦労したのは，作為思考は「作為（させられ）」という症候名に示されるごとくその特質が自己の被動感に，したがって自我障害と理解されており，したがって当初は検討の対象外であったからであった。しかし，わかってみれば‘コロンブスの卵’であったが，自己の被動感という属性は営為に対する自己能動感という観点から眺めれば，それはたんに無い（－）のであり，この〈背景思考の聴覚化〉仮説の症候系列で議論することが可能と判断されることが判明したからである。そこで筆者は，作為思考はこの第4群に属する現象形態のどれかに相応するはずと考えたが，作為思考にあっては自分の内界の思考過程が他者に支配されているのであるから営為の場の定位は精神内界であり，他者の支配の下に生み出される思考には当然のごとく内容の自己所属感はないのであって，このⅠ－1がそれを示していると考えられたのであった[注2)]。

次にⅠ－4，すなわち「内容の自己所属感があって，それでいて外界で営まれる思考」とでもいうべきもので，結局これはSchneider, K. の Gedankenausbreitung に対するイギリスの解釈である‘the patient knows that as he is thinking everyone else is thinking in unison with him’[12)]，また島崎敏樹[89)]の挙げた症例中にも出てくる「自分と同じことを誰かが考えている」という体験に相応するものと考えられた。筆者はこれに共働思考という症候名を与えたが，要するにこの体験では「内容の自己所属感があって，精神内界で営まれる思考」と「内容の自己所属感がなく，外界で営まれる思考」が同時に存在するのであって，下線部をたすきがけすれば「内容の自己所属感があって，それでいて外界で営まれる思考」という本現象形態が一応満たされるのであった。

最後に残されたのがⅡ－３，すなわち「内容の自己所属感がなく，外界で営まれる思考」である。これは他者の思考とまったく同じ現象形態をとっており，それが自己の体験として成立しているのであるから，‘他者の考えが自分にわかる’ことになるが，この観点からまず相応すると思えたのが「他人の気持ちが伝わる」と訴えられる考想転移 Gedankenübertragung（テレパシー，以心伝心[97]）であり，今一つは「他人の考えを吹き入れられる」という考想吹入 Gedankeneingebung であった（ここにおいて，転移といい吹入といい，いずれも他者→自己という「思考」の流れがあるが，その「思考」が他者の本来の思考でないことは

注２）本書の元となった「連載：体験を聴き，症候を読む」では，このⅠ－１に相当するのは作為思考のみとしていたが，ごく最近（2007年６月）になって筆者は，作為思考以外にこのⅠ－１に属する体験があることを、畏友飯島幸生氏（群馬・いいじま心療クリニック）から診察を依頼された一人の初期統合失調症患者が記したメモで知ることとなった。そこには「頭の中で誰かが何かを考えているのだけれど、それが私には伝わらないので何を考えているのかわからない」とあり、次の補遺１を先取りしていうならば、①営為に対する自己能動感がないといっても、それは作為思考の自己被動性と違って他者能動性であった（②内容の自己所属感はともに他者専属性）。この体験に症状名を与えるとすれば、内界他者思考とでも言いえようか（図９，11，12，19には未記入）。

もちろんのことである。他者→自己の流れの前段として自己→他者という思考の外在化があるのであるが，それが主体には意識されていないだけである)。前者はすぐにわかったものの，後者が本現象形態に当たると判明するのには時間を要したが，それは先のⅠ-1：作為思考と同様に,「吹き入れられる」というように自己の被動感に強調が置かれているからであった。しかし，これまた同様に自己の被動感は営為に対する自己能動感という属性で見てみれば，それが無い（－）のであって，考想吹入をこの〈背景思考の聴覚化〉仮説の症候系列で議論することが可能であったのである。

以上の検討を経て，予測された16種の現象形態のうち13種に相応する精神症候が存在し，しかもそれらがすべて統合失調症の症候であったこと（図9）をもって，筆者は〈背景思考の聴覚化〉が統合失調症の症候形成機序の一つであることを論証できたと考えたのであった。本章の副題「症候は形を変える」は副産物とでも言うべきものであって，それは上述のごとく，〈背景思考の聴覚化〉の症候系列の中に旧来の要素心理学的分類を横断するがごとく,「思考障害」とされてきた自生思考,「自我障害」とされてきた作為思考，考想転移，考想吹入，考想伝播（共働思考),「知覚障害」とされてきた幻声，考想化声が認められたことであって(それは論考の出発点においてある程度予測されていたことであったが)，これをもって筆者は旧来の要素心理学的症候分類の誤謬性を認識し，以後その桎梏から解放されたのである。

（なお，背景思考の属性が一つ，また一つと順次聴覚の性質へと変化していくという〈背景思考の聴覚化〉仮説の原義から，筆者は図８，図９，また後の補遺１で掲げる図11，補遺２で掲げる図12において矢印を→というふうに一方向性にしか描かなかったが，それは臨床的には疾患の増悪に伴う症候の進展を表しているのであって，疾患の軽快に伴っては症候の後退が起こると考えられ，その場合には矢印は←というふうに反対向きになることが想定される。すなわち，症候の進展と後退の両者を含んでこれらの図を作成するならば，矢印は⇄というふうに両方向性に描かれるべきである）

【補遺１】「超越的他者」の一つの解釈

第１章で解説した論文の４年後（1989），筆者[54]は「内なる『非自我』と外なる『外敵』―分裂病症状に見られる『他者』の起原について」という論文を著した。この論文は，統合失調症症状の中に現れる「超越的他者」の起原を探った論考であり，その一環として筆者は〈背景思考の聴覚化〉論を援用して，「超越的他者」の一つの起原は内なる「非自我」であると結論づけたのであった。

援用に先立って，上述の「Ⅲ．病態を解く」―「２.〈背景思考の聴覚化〉仮説の証明」の訂正と追加を行ったが，（詳細は上記論文[54]にあたっていただきたいが）訂正はⅠ－４は共働思考ではなく第二自己思考であること，追加はⅡ－１には自生内言（他者–内界型）のほかに無音幻声（内界型）という症候が相応し，不明とされていたⅢ－２には無音幻声（外界型）という症候が相応するということであり，また０からⅠ－３への移行形態に心声未分化[97]が，Ⅰ－４からⅡ－３への移行形態に（Ⅰ－４であることを否定された）共働思考が相応するというものであった。

さて，こうした訂正と追加を踏まえて筆者が行ったことは，各々の現象形態に相応する症候として同定された，移行形態２種も含む16種の症候ごとに，これまでは二分法によってたんに無い（－）とされていた営為に対する自己能動感，および内容の自己所属感の２属性の有り様をつぶさに検討してみたことである。そして，営為に対する自己能動感（－）といってもそこには自動性，第二自己能動性，自己被動性，他者能動性の４種があり，また内容の自己所属感（－）といってもそこには自他共属性，他者専属性の２種があり，かつ，これが最も重要で驚くべきことであったのであるが，〈背景思考の聴覚化〉論による症候進展図式のいずれの矢印の流れを追っていっても，そこには営為に対する自己能動感については自動性→第二自己能動性→自己被動性→他者能動性の順序があり，内容の自己所属感については自他共属性→他者専属性の順序があり，すなわち「超越的他者」が次第に明瞭に姿を現してくることが判明したのである（図11）。このことを翻して

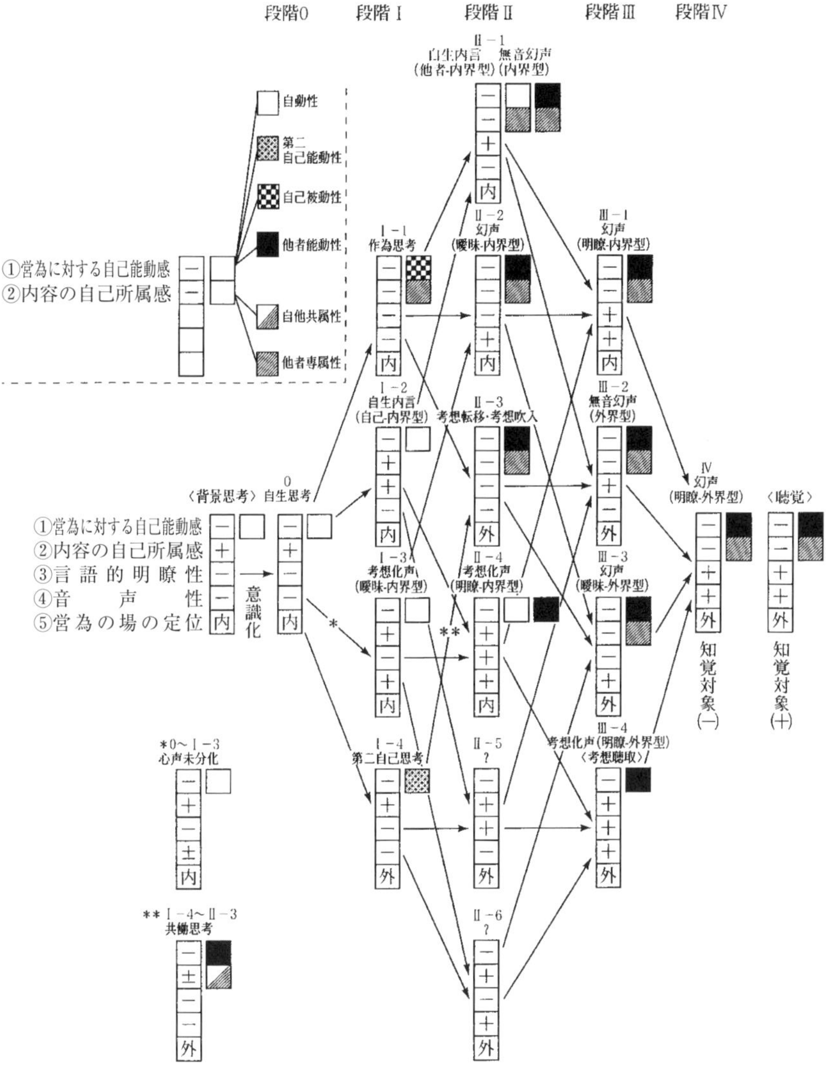

図11　〈背景思考の聴覚化〉の症状進展図式（二訂版：1989）とそこにおける「他者」出現の様相（文献54より引用）

論じるならば，統合失調症症状における「超越的他者」の出現とは，〈背景思考の聴覚化〉のうちの営為に対する自己能動感ならびに内容の自己所属感の2属性の漸進的変化を示しているにすぎないということであった。そして，その原基は背景思考という，そもそも自我意識の成立しえない領域のものであって，それゆえに筆者はそれを自己の内なる「非自我」と称したのであった。以上，〈背景思考の聴覚化〉論が数多の論者によって指摘されてきた，統合失調症における「超越的他者の出現」をきわめて整合的に説明しうるという点で，筆者は改めてこの〈背景思考の聴覚化〉が統合失調症の症候形成機序の一つであることを確信したのであった。

【補遺２】自生内言から導かれるべきは〈背景思考の発語化〉であった！

図12は「初期から極期への移行を観察しえた初期分裂病の１例―顕在発症予見の観点から」という関由賀子・中安論文[86]で提出した〈背景思考の聴覚化〉の症候進展図式の三訂版で，これによって筆者は〈背景思考の聴覚化〉論はほとんど完成の域に到達したもの，少なくともその骨子においてはなんら変更を加えるものがないと確信していた。しかし，その仮説の出発点となった自生内言の症候学的位置づけにおいて決定的な誤りを犯していたことにごく最近になって気付くことになった。それは，自生内言という症状は第１章の「Ⅰ．体験を聴く」の患者の陳述中の下線部「心の中が口と同じになってくる」「心の中でぼそぼそと言う」「誰かが私の心を借りてしゃべっている感じ」に示されるように，また筆者がその症状名にいみじくも「内言 innere Sprache」という言葉を用いたように，言語運動性，より一般的には遠心性 efferent の症状であって（このことに気付くきっかけとなったのは，井上洋一[24]の「非分裂病性自生思考が単一症候的に出現した１症例」を批判した拙論[71]で，そこで筆者は井上が掲げた症例の症状は自生思考ではなく，Séglas, J.[84]が報告した言語性精神運動幻覚 hallucination verbale psychomotorice であると主張したのであったが，このことが自生内言における言語運動性という特質に気付かせる一つの要因となったのである），したがってそれは衝動的な独語へと移行していく過程の症状ではあっても，言語知覚性，より一般的には求心性 afferent の症状である幻聴へとは繋がっていくべくもない症状であった。自生内言という症状に内在する言語運動性の自覚という属性に着目するならば，ここで着想されるべきものは第28回日本精神病理・精神療法学会（2005）で関・喜久村祥子・中安[88]が報告した〈背景思考の発語化〉論であって，〈背景思考の聴覚化〉論ではなかったのである（図13および図14）。しかし，幸いというか，上記した三訂版の〈背景思考の聴覚化〉の症候進展図式から，黒地・白抜き文字で記した言語運動性の症状，すなわちⅠ－２：自生内言（自己―内界型），Ⅱ－１：自生内言（他

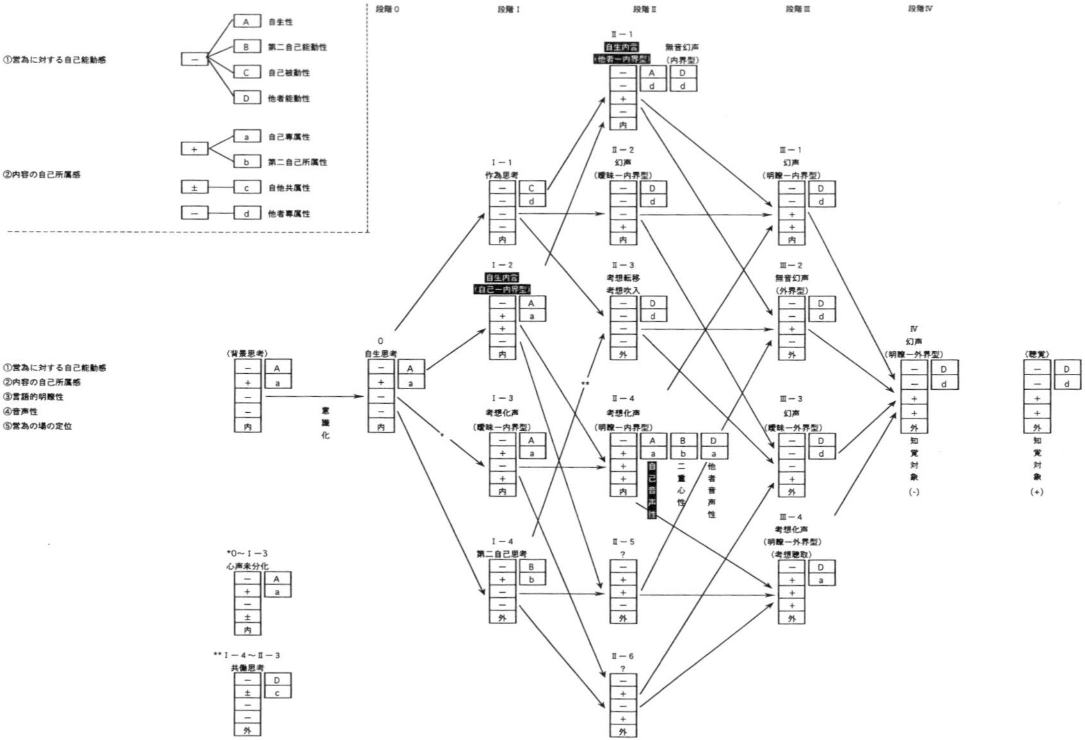

図12 〈背景思考の聴覚化〉の症状進展図式（三訂版：1999）（文献74，86より引用）
文献88で示した検討により，黒地・白抜き文字で記した症候はこの図式から外されることとなった。

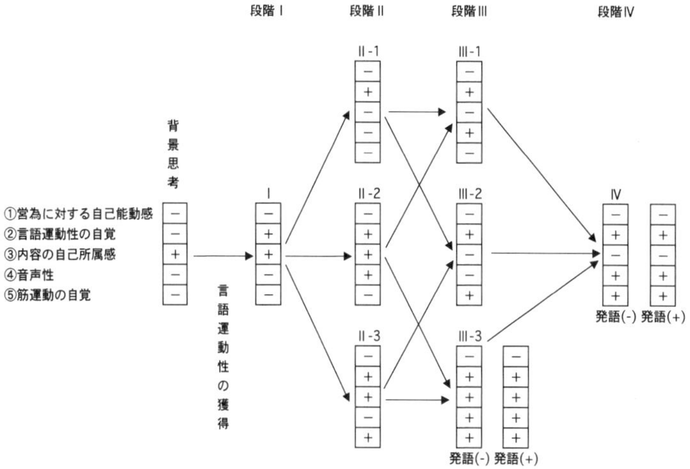

図13　〈背景思考の発語化〉の理論的過程（文献88の発表スライドより引用）

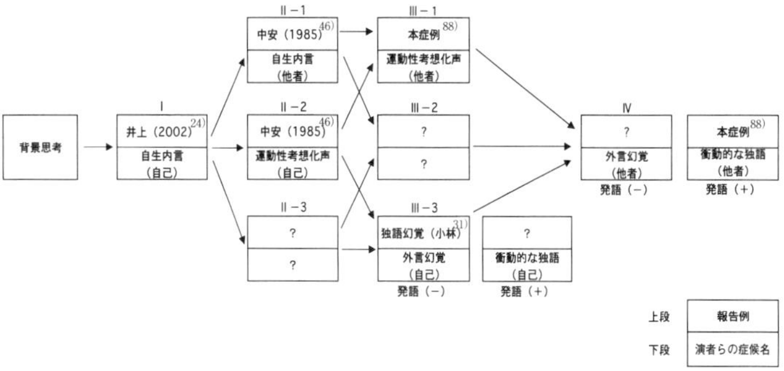

図14　〈背景思考の発語化〉における現象形態と症候名の対応（文献88の発表スライドより引用）

者—内界型），およびこれも言語運動性であると判明したⅡ-4：考想化声（明瞭—内界型）のうちの自己音声性のもの（運動性考想化声〈自己〉）の3種を除いても，想定された16種の現象形態のうちなお13種が言語知覚性の統合失調症症状として実在することが再確認され，この〈背景思考の聴覚化〉論は統合失調症の症候形成機序として十分にありうるものと改めて考えられるのであった。筆者はその出発点において決定的な誤りを犯していたが，しかし，抗弁するならば，その誤りに早い段階で気付くことなく，次々と論を構築してきたことこそが，〈背景思考の聴覚化〉という，統合失調症における主要な症候形成機序の発見をもたらしたのだと今になっては考えている。

第 2 章

認識のフォーカシングと体験の様相
―症候は違って見える―

本章で取り上げるのは，いま現在は筆者が「漠とした被注察感ないし実体的意識性 a vague sense of being watched and/or ‘leibhaftige Bewußtheit’」[72]と呼んでいる症状の成り立ちである。筆者の統合失調症初期症状の研究においては，本症状は早くも1985年にトリアスの1つとして「漠然とした注察念慮」[46]（その後すぐに「漠とした注察念慮」に改名）として取り上げられたものであり，極期の注察妄想との近似性から，その統合失調症性が強く確信されながらも，他の2つ，すなわち自生思考と注意転導性の亢進（気付き亢進）が，その当時すでに発表していた「状況意味失認―半球間過剰連絡症候群 situational meaning agnosia ― interhemispheric hyperconnexion syndrome」[49]という，統合失調症の神経心理学的理解（のちにより心理学的レベルに近付けてまとめた「状況意味失認―内因反応 situational meaning agnosia ―endogenous reaction」仮説[56, 70]の前身）によって統合失調症の初期症状であると論証された後においても，その仮説との適合性が見えずに苦慮していたものである。

後述するように，この「漠とした注察念慮」の中には「漠とした被注察感ないし実体的意識性」とともに，後に「面前他者に関する注察・被害念慮 suspicion of being observed and commented on by the people around」[68]と呼んだ症状も気づかれないままに包含されていたが[注3]，議論はもっぱら前者に焦点が合わせられており，本論考でもそれを踏襲する。論考の眼目は本症状の統合失調症性の精神病理学的論証にあったが，本症状を記述現象学的に検討していく中で，副題に示した「症候は違って見える」というテーゼが発見されたのである。

例によって，原論文である「分裂病最初期にみられる『まなざし意識性』について」[51]を要説するところから議論を始めたい。

〈要説〉分裂病最初期にみられる「まなざし意識性」について（1988）

旧来，筆者自身が「漠とした注察念慮」と名付けてきた症状に関して，その症状概念の記述現象学的再考を行い，さらにその神経心理学的理解を検討した。

1．記述現象学的再考

記述現象学的再考は3つのステップによってなされた。第1のステップは「誰かが見ている」ではなく「誰かに見られている」と表現され

注3）現時点で到達されている，これら2症状の定義[72]を揚げておく。

漠とした被注察感ないし実体的意識性

周囲に誰もいない状況で「誰（何）かに見られている」と感じられる体験である。「見られている」という感じは明瞭，確実であるが，患者は「実際に誰かが見ている」とは考えていない。見ている存在に関しては，その方向や距離も十分に定めきれず，またそれが人間であるか否かもわからないもの（漠とした被注察感）から，その存在が実体的に明瞭に感知されるもの（実体的意識性）まで様々である。通常，背後から見られるという体験が多いが，それに限られるものでもない。

面前他者に関する注察・被害念慮

周囲に人のいる場所において，人から見られている，あるいは人々が自分のことを悪く言っていると感じられるものであるが，被害妄想とは異なってその確信度は半信半疑であり，またその場では強く確信されたとしても，場を離れるとそれが否定されるというように（‘今信次否’），その場限りのものである。

る，患者の生の体験は注察 Beachtung ではなく被注察 Angeblicktwerden であり，またそうした認識の成立はなんらかの素材を対象として生じてきた観念 Idee ではなく，アプリオリに生じたある種の感 Gefühl であることからは「漠とした注察念慮 vage Beachtungsidee」という症状名は「漠とした被注察感 vages Angeblicktwerdensgefühl」へと改められた。第2のステップは「見られている」という被注察感を訴える患者の中に「見ている」存在を実体的意識性 leibhaftige Bewußtheit としてありありと感じている患者がいることであり，「見られる」―「見る」が相補的対概念であることを考慮すると，「見られている」という認識は必ずや「見ている」ものの存在を前提としているのであって，さすればこれは「明瞭な被注察感―実体的意識性 bestimmtes Angeblicktwerdensgefühl―leibhaftige Bewußtheit」ということになるが，そうなるとその前段階である「漠とした被注察感」も「見ている」存在の認識が意識化されていないだけであって，正しくは「漠とした被注察感―非実体的意識性 vages Angeblicktwerdensgefühl―unleibhaftige Bewußtheit」ということになる。加えて，上述の「見られている」というある種の感 Gefühl とは直感，第六感であり，それによってとらえられたものは気配であるが，これは意識性にほかならず，となると「漠とした被注察感―非実体的意識性」は全体として意識性の病理ということになる。第3のステップは見られる側と見る側に二極分化された「漠とした被注察感―非実体的意識性」という概念の統合的理解であり，ここに「見られる」―「見る」を統合するものとして「まなざし Blick」という概念がクローズアップされ，「まなざし意識性 Blicksbewußtheit」という症状名に到達したが，この症状名は本症状が内容的にはまなざしの病理であり，形式的には意識性の病理であることを示している。

2．神経心理学的理解

次いで，今や「まなざし意識性」と表現されることになった症状の神経心理学的理解であるが，それを解き明かす鍵となったのは「まなざし」の比較心理学的考察である。動物行動学からは眼状紋 eye spot が，文化人類学あるいは民俗学からは邪視（呪眼 evil eye）が，あるいはまた卑近な日常体験からは凝視が取り上げられ，まなざすことは一義的には攻撃であり，逆にまなざされることは攻撃を受けることであって，「まなざされる→自己保存の危機」という認識連鎖がヒト Homo sapiens にも組み込まれていると考えざるをえないと結論された。そして，上記の認識連鎖は他の証拠よりは前者から後者に向かうだけでなく，後者から前者に向かう，すなわち「自己保存の危機→まなざされる」もあり，ここに自己保存の危機という認識（自己保存の危機が事実であろうとなかろうと，認識が意識化されたものであろうとなかろうと）があれば，まなざし意識性という症状が発現してくることが想定されることになった。筆者はすでに先の「背景知覚の偽統合化—妄想知覚の形成をめぐって」[47]において状況意味失認 situational meaning agnosia が統合失調症の一次性病態心理であり，そのことによって「自己保存の危機」という誤った認識が生じることを論証してきたが，ここに状況意味失認→「自己保存の危機」の意識下・無自覚的認知→まなざし意識性という症状発現機序が想定されることになった。

Ⅰ．体験を聴く

まずは上記した原論文に掲げた患者の陳述を再掲するが（症例番号は原論文に準じる），先にも述べたようにこれらの中には「面前他者に関する注察・被害念慮」[68]も含まれており，これは除外する。

以下の3症例は，実体的意識性を伴わない，純粋に「漠とした被注察感」のみの訴えである。

【症例1】20歳，女性
（人ごみの中だけではなく）自室に一人でいる時でも，まわりに意識されていると感じる。見られているのではなく，意識されているという感じ。（人ごみではそれは人かなって思うけど）部屋の場合は意識しているのは人ではない感じ。（注：括弧内は「面前他者に関する注察・被

害念慮」の訴え）

【症例４】17歳，女性

見られる感じがあるので緊張する。部屋にいると誰かに覗かれている感じがする。

【症例５】16歳，男性

部屋の中にいて，周囲の全体から見られている感じのすることがある。

続いて，実体的意識性の訴えを掲げる。

【症例６】14歳，男性

自分の背後５ｍくらいから，誰かに見られている感じがする。時には，それが自分と同じぐらいの年齢の人（男だったり，女だったり）とわかる。

【症例７】14歳，男性

（被注察感に加えて）まわりに霊がいるのを感じる。どこで何をしているのかが大体わかる。ベッドに寝ていると霊が襲ってくる。

【症例８】14歳，女性

部屋の中が不気味で何か起こるような異様な感じがあり，一人でいる時にもまわりから見られている感じがする。（しばらくして幻声が始まり，半年後より以下の体験）自分のまわりに先祖の霊がいる。時には，自分の背中に重なるようにおぶさってきて，重い。

以上が原論文に掲げた陳述であるが，ここではさらに２つの陳述を挙げておこう。

【症例Ａ】17歳，女性

夜，自分の部屋で勉強している時など，背後から霊に見られている感じがする。振り向くけど何もいない。しかし，前を向くと再び見られる感じ。怖いので勉強を止めて寝てしまう。このことがあって霊の存在を信じるようになった。

【症例B】22歳，男性

一人になった時に見られていると思う。何かがいるかもしれないと思う。（具体的には何が？）…安全でない，邪魔になるもの。誰かが入ってくるんじゃないかと思える。アルコールを飲むと一時的には楽だが。何かが自分を襲ってくるような怖さが常にある。

Ⅱ．症候を読む

1．実体的意識性の併存への注目

原論文以前には「漠とした注察念慮」と呼び，思考の障害としていた理解が，一転して広く実体的意識性の病理だと筆者の中で認識が改まった，その契機は，先の症例６，７，８に見られるように，本症状と関連して，あるいはその発展としてJaspers, K.[27]により定義づけられた実体的意識性 leibhaftige Bewußtheit[注4]を訴えた患者がいたことであった。先の要説にあるように，原論文では「漠とした注察念慮」が最終的に「まなざし意識性」という症候学的理解に達するのに３つのステップがあったと論述したが，それは論述の都合上そう記しただけであって，実は「漠とした注察念慮」に実体的意識性が併存し，なおかつ「見られる」は

注４）Leibhaftige Bewußtheitを直訳すれば「実体的意識性」ということになるが，我々が慣れ親しんでいる言葉に意訳すれば，それは「気配（けはい）」であろう。新村出編『広辞苑』（第５版，岩波書店，1998）によれば，本来の表記は「けはひ」であり，「気配」は当て字とのことであるが，‘他者の「気」＝心が自分のまわりに「配」されている’と読むならば，この「気配」という漢字はleibhaftige Bewußtheitの正鵠を射ていると思われる。同じ漢字を当てる「気配り（きくばり）」とは‘自分の「気」＝心を他者へ向けて「配」る’ことであろう。

その実体的に感知された何ものかに発しているのを知って（後述するように，その場合はすでに「明瞭な注察念慮」である），筆者の理解は一気に第2のステップにまで達したのである。すなわち「漠とした注察念慮」は「漠とした被注察感（—非実体的意識性）」と呼ぶべき広義の実体的意識性であると（原論文においては，第1ステップは「漠とした注察念慮」という観念 Idee から「漠とした被注察感」という感 Gefühl への変更となっているが—それは，論述上第2ステップへ進む前提として不可欠なものであった—，これは上記のごとく実体的意識性の併存によって症状全体が広く実体的意識性の病理ではないかと着想されて初めて気付いたことであって，筆者の頭の中では第2ステップ→第1ステップと理解が進んだのであった）。

早々に結論を述べてしまったが，実体的意識性が併存したとしても，実体性 Leibhaftigkeit を有さない「漠とした注察念慮」をも広く実体的意識性の病理だと筆者がみなしたのはなにゆえか。その結論に達するまでには次の考察があった。

1）「見られる」—「見る」の相補性

その契機は「見られる」—「見る」の相補性への着目であった。すなわち，一般に「見られる」という体験は注察主体が定かにしろ定かでないにしろ，必ずや「見る」ものの存在を前提とした体験であって，すなわち「見られる」—「見る」は互いに他を不可欠とする相補的な対概念である。したがって実体的意識性を患者が訴えた場合，それは患者の認識が「見る」側に焦点化（フォーカシング）された体験であると看做すべきであって，患者が逆に「見られる」側に認識の焦点を移すならば，そこに現れてくるのは「明瞭な注察念慮」となろう（ここに「明瞭な」と形容したのは，注察主体が実体的意識性によって感知されているからである）。すなわち，相補的な対概念である「見られる」―「見る」に則って考えるならば，実体的意識性は正確には「明瞭な注察念慮―実体的意識性」と記されるべきということになる。

2）「念慮」とは思考の障害なり！

以上，一応の結論に達したかに思えたが，ここにおいてある矛盾が生じてきたことに気付かれた。というのは，「明瞭な注察念慮―実体的意識性」は１つの体験であるはずなのに，「見られる」側に焦点化された体験に用いられた注察念慮という用語はそれが思考の障害であることを意味しており，それは「見る」側に焦点化された体験が実体的意識性という意識性の病理であることと矛盾することになったからである。ここに，「明瞭な注察念慮」という用語は患者の生の体験を正確に言い表してはいないのではないかとの疑問が抱かれることになったが，改めて患者の体験を検討してみるに，患者の「見られる」という体験の成立はアプリオリに生じたある種の感 Gefühl であって，実体的意識性として感知される何ものかの存在の，例えば視線の向き等から判断された観念ではなかったのである。となると，思考ないし判断の結果を表す念慮 Idee は誤った理解であって，感 Gefühl と表現することが適切となる。また，「見られる」という生の体験を正しく表現するならば，それは被注察 Angeblicktwerden であって，ここに「明瞭な注察念慮」は「明瞭な被注察感」と改められ，体験全体は「明瞭な被注察感―実体的意識性」と再度改められることになったのである。

３）広義の実体的意識性としての「漠とした被注察感（―非実体的な実体的意識性）」

「漠とした注察念慮」の進展として現れる実体的意識性が「明瞭な被注察感―実体的意識性」と記される，広く実体的意識性の病理であるならば，その前段階である「漠とした注察念慮」も当然のことながら実体的意識性の病理とみなされるべきであろうと筆者には考えられた。この体験においては，「見る」側の体験としての実体的意識性を欠いている（注察主体を欠いているという点で「漠とした」と形容されるのである）ので，なおさらその体験の成立がある種の感 Gefühl によるものであることがはっきりしており，その点で「漠とした注察念慮」を「漠とした被注察感」に改めることは容易であった。そして，「見られる」―「見る」の相補性からは，「見る」側の体験を欠いているとしてもそれを仮想することは理論的には可能であり，筆者はそれを当初は非実体的意識性と呼び，後に言語矛盾ながら「非実体的な実体的意識性」[10]と呼び改めたのである[注5]。以上によって，ここに「漠

注５）原論文の「非実体的意識性」を「非実体的な実体的意識性」と呼び改めたのは，前者の呼称では Jaspers のいう思考意識性ないし妄想意識性と誤解されると考えたからである。この「非実体的な実体的意識性」は「非実体的な」という形容句に示したように実体性を欠いてはいるが，それが析出してくる一歩手前であって，広くは実体的意識性の病理と考えられるのである。ついでながら，筆者には上記の思考意識性ないし妄想意識性と妄想着想との区別がよくわからず，意識性という用語は実体的意識性に限るべきと考えている。

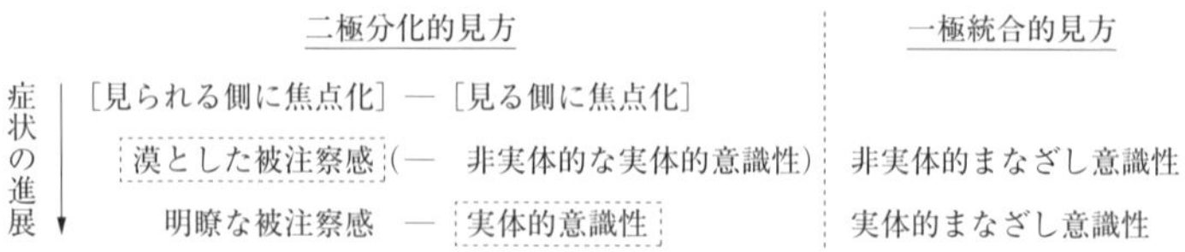
二極分化的見方
一極統合的見方
症状の進展
［見られる側に焦点化］—［見る側に焦点化］
漠とした被注察感（—　非実体的な実体的意識性）
非実体的まなざし意識性
明瞭な被注察感　—　実体的意識性
実体的まなざし意識性

図15　「まなざし意識性」における認識のフォーカシングと体験の様相
（文献51より一部改変して引用）
疾患の進行につれて，患者の自覚的訴え（体験）は［　　］に入れた「漠とした被注察感」から実体的意識性へと移行し，一見体験間にはつながりがないように見受けられるが，実は単一の症状が進展するにつれて，患者の認識の焦点が見られる側から見る側へと移動したにすぎないのである。この認識の焦点の移動は，析出してきた実体的意識性の脅威性によって生じてくるものと思われる。

とした注察念慮」は「漠とした被注察感（—非実体的な実体的意識性）」と改められることになった。

筆者は本章のタイトルを「認識のフォーカシングと体験の様相—症候は違って見える—」としたが，患者の認識のフォーカシングが，当初は「見られる」側にあって（それしかないので）「漠とした被注察感」が訴えられていたものが，症候の進展につれて「見る」側の体験として実体的意識性が析出され，その脅威性によってフォーカシングが「見る」側へと移動して実体的意識性が主として訴えられる（「見られる」側の体験としては「明瞭な被注察感」があるが，それは患者の認識世界の中では後景に退いている）（図15），すなわち基本的には同一の体験であるのに，「漠とした被注察感」から実体的意識性へと，一見したところ体験内容に連続性がなく違って見えること，これを指して上述のタイトルを与えたのである。

2.「見られる」—「見る」の一極統合としての「まなざし」

以上の議論によって見かけ上の「漠とした被注察感」から実体的意識性への症状進展は，実は「漠とした被注察感―（非実体的な実体的意識性）」から「明瞭な被注察感―実体的意識性」への症状進展であることがおわかりいただけたことと思う。しかし，筆者はさらに「見られる」側と「見る」側へと二極分化された体験をなんとか統合的に表現できないか，つまり一極統合しようと努めてみた。これには筆者の制縛的性格も与っているが，二極分化したままでは所期の目的であった，本症状の統合失調症性が見えてこなかったからである。そして，ここで統合の具として到達されたのが「まなざし」の概念であった。というのは，「まなざし（眼差し）」の原義は「まなこざし（まなこ〈眼〉-さし〈差し〉）」であり，それは「まなこ（眼）」の存在，ひいては人，動物，あるいはそれらの代理物など，「見る」ものの存在を前提とした上で，それを「さし（差し）」向けること，すなわち四囲の対象へと向かう大きさと方向を有する視線（視線はそれを受ける側からすると「見られる」ことになる）を意味しており，やや牽強付会ながら「見られる」—「見る」という相補的対概念が「まなざし」という語の中に統合されていると判断されたからである。

以上，明快といえば明快，単純といえば単純であるが，筆者は「まなざし」という日本語の語義的解釈から「見られる」—「見る」を統合する概念として「まなざし Blick」に到達したのである。ここに前項の3）で述べた「漠とした被注察感（—非実体的な実体的意識性）」と前項の2）で述べた「明瞭な被注察感—実体的意識性」はともに「まなざし意識性」（いうならば‘まぼろしの他者が自己へ向けるまなざしの，実体的意識性による感知’[注6]である）と呼びうるものであり，前者を「非実体的まなざし意識性」，後者を「実体的まなざし意識性」と呼ぶことにしたのである。

Ⅲ．病態を解く

「漠とした被注察感」から実体的意識性へと進展する症状は，いまや総じて「まなざし意識性」という概念にまで精錬されてきたが，この精錬作業があって（ことに「まなざし」の概念に到達したこと）初めて「状況意味失認—内因反応」という，筆者による統合失調症の病態心理仮説の枠内でこの症状の成立を説明することができるようになったのである。

1.「まなざされる→自己保存の危機」という生得的認識の存在

筆者はこの症状の病態心理を解くにあたって，実体的意識性という症状形式 Form にではなく「まなざし」という症状内容 Inhalt に着目したが，それは多分に，その当時関心を持って読んでいた動物行動学 ethology に影響されたものである。原論文におい

注6）まなざしの精神病理に関しては，わが国では視線恐怖，広くは対人恐怖を通しての長い蓄積があるが，それは‘現実の他者が自己へ向けるまなざしへの恐怖’であり，「まなざし意識性」とは似て非なるものである。

ては，すでに先の要説に記したように，動物行動学からは眼状紋eye spot（ある種の蝶，蛾，カマキリ，バッタ，およびそれらの幼虫などが通常は翅の裏や臀部などに隠し持っており，彼らを餌とする鳥類などが捕食距離内に入ってくると，翅を開いたり臀部を持ち上げたりして誇示して見せる，脊椎動物の眼に模した二つの円環，要するに偽りの眼）を，文化人類学あるいは民俗学からは邪視（古来よりある信仰であり，邪視とは呪力を持つ眼，すなわち呪眼 evil eye が相手に悪意を抱いた時のまなざしであり，それによって見つめられると，人や家畜は病気になったり，さらには死んだり，家屋は火事になるなどの被害をこうむるという）を，あるいはまた卑近な日常体験からは凝視を取り上げて「『まなざし』の比較心理学」と題して論じたが（精神症候学の「方法」を論じることを目的とする本書では，その議論の詳細は原論文に譲ることにする），出典を明示しておいたように，眼状紋は Edmunds, M.『動物の防衛戦略』[11]に，邪視は福井康之『まなざしの心理学―視線と人間関係』[20]に，凝視は Hall, E.T.『かくれた次元』[15]に全面的に学んだのである。そしてそこで得られた結論，それは「まなざすことは攻撃である」というものであった。これを言い換えるならば，「まなざされることは攻撃を受ける」ということになるが，餌として捕食しようと接近した途端に突然出現した眼状紋によって慌てふためいて逃走する鳥類の行動を動物世界における弱肉強食の原理に照らしてみるならば端的にわかるように，ここでの「攻撃を受ける」ことは自己保存の危機に至るまでのものとみなされるべきであろう。以上のことより，動物（その中には Homo sapiens としてのヒトも含まれる）には「まなざされる→自己保存の危機」という生得的な認識があると考えられるのである。

2.「自己保存の危機→まなざされる」という反転した認識の存在

この「Ⅲ．病態を解く」という節において，筆者にオリジナリティーがあるとすれば，前項で述べた「まなざされる→自己保存の危機」という生得的認識は一方向性のものではなく両方向性のものであろうと，すなわち「まなざされる⇄自己保存の危機」と考えたことであろう。この両方向性は，それが自己保存の危機に関わるものである以上，前者と後者は強固にカップリングされているであろうと，いわば理論的に考えられただけでなく，後者から前者に向かう認識，順序を入れ替えて記せば「自己保存の危機→まなざされる」が確かにあると思われたのは，個人的なことながら筆者の幼小児期における暗闇への恐怖体験からであった。

思えば筆者は臆病な子どもであった。悪戯が過ぎた時に入れられた物置きの暗闇の怖さ，夜中に姉や兄を起こしてはついてきてもらった家のはずれの便所やそこに行くまでの廊下の暗さへの怖さ，中学生の頃，数人の同級生の家で回り持ちで行われていた英語補習の集まりへ闇夜の晩に一人歩いて行く時の怖さ（筆者は田舎育ちで，いまほど街灯もなかった)。いずれもそこで筆者が怖かったのはたんなる暗闇ではなく，その暗闇に幽霊（悪いことに，近所のあちこちに小さな墓場がたくさんあった）やお化けが出るのではないかという怖さであった。物置きで泣きながら，便所で用を足しながら，暗い道を歩きながら，自分を見つめている何ものかの存在に怯えてキョトキョトと辺りを見回していたように思う。原論文では「幽霊の正体見たり枯れ尾花」という川柳を引合いに出し，また「講談では，幽霊はなぜ丑三ツ時に出るのか」という設問を立てながら，外界の探索において視覚優位のヒトは暗闇では敵に無防備であり，それは自己保存の危機の前状況といって差し支えがないが，その自己保存の危機前状況が幽霊やお化けという人知を超えた仮想敵を招来するのだと述べた。しかし，そうした川柳や講談話を引用しなくとも，暗闇→自己保存の危機→幽霊という連鎖があることは，筆者には上記した幼小児期の暗闇への恐怖体験を思い起こすだけですでに十分に明らかだった。こうして，「自己保存の危機→まなざされる」という，前項の「まなざされる→自己保存の危機」を反転させた認識が存在するということが筆者には確信されたのである。

3.「自己保存の危機」という主体の認知が状況意味失認によってもたらされる

前項において自己保存の危機（正確に述べるならば，自己保存の危機という主体の認知）があれば「まなざされる」，すなわち「まなざし意識性」が発現してくることが判明した。となるとあとはただ一点，統合失調症の症状形成機序において自己保存の危機という主体の認知が生じることが証明できるならば，「まなざし意識性」が統合失調症性の症状であることの精神病理学的論証という所期の目的が達せられることになる。ここでは原論文の解説を離れて，筆者による統合失調症の病態心理仮説である「状況意味失認―内因反応」論の基盤である二段階認知機構論[47,74]を解説することによって，統合失調症において自己保存の危機という主体の認知が生じることを述べておこう。ここでは，この機構を最も簡略明解に記した「初期統合失調症研究の30年―発想の原点を振り返りつつ」論文[74]から引用する（一部追加・削除）。

Broadbent, D.E.による注意のフィルター仮説（図16）はいわゆるカクテルパーティー効果を説明するもので，注意という名のフィルターががやがやとした話し声やナイフやフォークのたてる音などのノイズを我々の意識野から遮断することはよく説明してくれますが，しかしノイズではあっても突然の悲鳴に対しては我々の注意がすぐにそれへと切り替わって，今度はそれをシグナルとして持続的に注意を向けることは何も説明をしてくれません。

そこで私が考えましたものが二段階の認知機構論で，フィルターという概念に代えて考えたものが意識下で自動的に作動している認知機構，すなわち意識下・自動的認知機構で，通常，意識野と言っているのはその上位にある意識上・随意的認知機構なのだと。そして，先程示しましたフィルターには穴が空いておりましたが，それと同じように意識下・自動的認知機構には認知的バイパスという穴が空いていて，シグナル，すなわち注意の向けられている対象はそれを通り抜けて，すなわち迅速に，その当初から意識上・随意的認知機構でその処理が行われる。他方，ノイズ，すなわち注意の向けられていない対象はまずは意識下・自動的認知機構で処理を受けて，例えばノイズAは同定が完了すると，そこで情報処理はストップする。先程言った悲鳴のような同定されないもの，このスライド（図17）ではノイズBとしてありますが，それは意識上・随意的認知機構に上がってきて，その機構に到達した途端に，認知的バイパスはノイズBに切り替えられて，そこでの継続的な情報収集とその処理が行われるのだと私は考えました。

私はここで改めて，注意の原初的機能は何かと設問を立てました。我々人間は，今，種々の面で「注意」という言葉を用います。しかし，私は人間は人間である前にまずはHomo sapiensという動物だと考えました。そうすると，動物が注意をするのはどういう時だろうかと考えますと，外敵に対峙した際に最も注意という機能が必要だろうと思

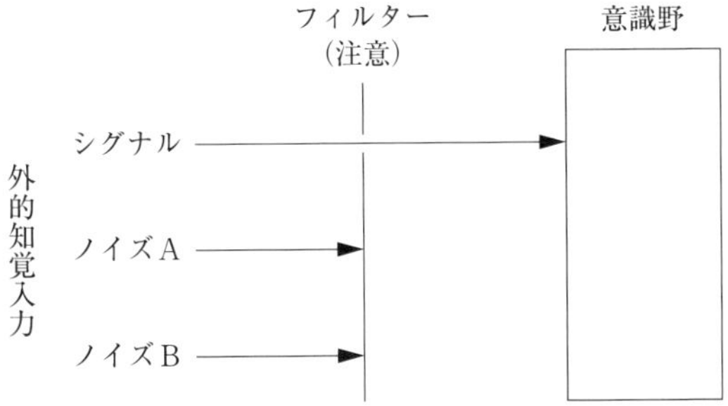

図16　Broadbent, D.E.による注意のフィルター仮説

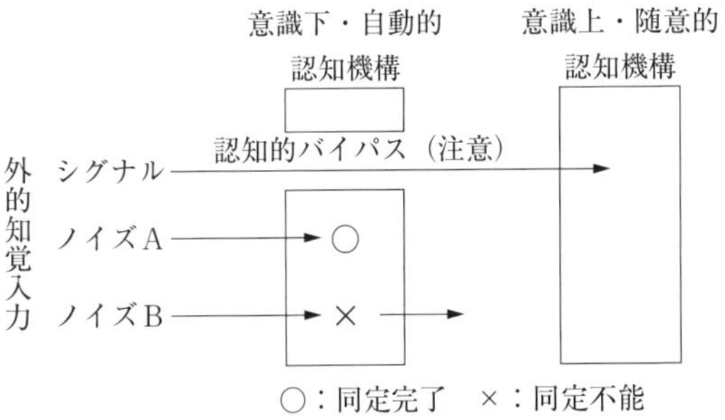

図17　筆者の提唱する2段階認知機構仮説（文献74より引用）

1．注意の原初的機能は自己保存にあり，その実体は情報の迅速処理システムの一環としての意識下・自動的認知機構に空いた‘穴’，すなわち認知的バイパスである（シグナル）。

2．意識下･自動的認知機構は二重の意味で自己保存的である。
①内に対するもので，意識野が環界からの絶え間ないノイズに撹乱されるのを防ぐことであり，それなくば獲物を追い求めることは不可能となる（ノイズA）。
②外に対するもので，意識的関与なく外界の変化（シグナルとなるべきノイズ）をキャッチすることであり，それなくば自らがすぐに獲物になり果ててしまう（ノイズB）。

います。そうした場合，戦うにしろ，逃げるにしろ，外敵の動静を迅速かつ的確にキャッチすることが必要で，そのことを考慮しますと，私は注意とはつまるところ迅速情報処理システムであり，それを保証しているのが意識下・自動的認知機構にあいた穴，すなわち認知的バイパスなのだと理解しました。

今，注意の原初的機能とそれを保証する認知機構を述べましたが，このことは統合失調症の症候学を考えるにあたっての一つのヒント，のちにこれはテーゼにも繋がることですが，それを私に教えてくれました。それは「自己保存」という概念の導入でした。注意の原初的機能が外敵に対峙した際に発動する迅速情報処理システムであるとすると，つまるところ注意とは自己保存にかかわることになりますが，その注意が，ここでは認知的バイパスが２つの認知機構を有機的に連結させているわけですから，そうすると認知機構自体も原初的機能においては自己保存にかかわるのではないかと推察されました。そして，私は意識下・自動的認知機構が二重の意味で自己保存的に作動していることを見い出しました。

一つは内に対するもので，意識野が外界からの絶え間のないノイズ，例えばノイズＡに撹乱されるのを防ぐことであり，たぶんそれなくしては動物は獲物を追い求めることは，要するに注意を持続的にあるものに固定しつづけることはできないだろうと思います。それからもう一つは外に対するもので，自己の意識的関与なく外界の変化，この場合はノイズＢを意味しており，後にシグナルとなるべきノイズですが，それをキャッチすることであって，そういうことができなければ外敵から逸早く逃げ去ることが出来ず，自らがすぐに獲物に成り果ててしまうだろうと思います。

以上述べたごとく，迅速情報処理システムとしての認知的バイパス（注意）が有機的に連結させている二段階認知機構そのものが自己保存に関わるものである以上，その機構の一部，第１段階である意識下・自動的認知機構の失調によって状況意味の認知が

表2　即物意味と状況意味（文献47，74より引用）

<table>
<tr><th></th><th>即物意味</th><th>状況意味</th></tr>
<tr><td>定義</td><td>その対象は何であるか</td><td>その対象はその状況の中で何を意味するか</td></tr>
<tr><td rowspan="2">認知原理</td><td>決定性
明らかに，○○である</td><td>蓋然性
多分，△△であろう</td></tr>
<tr><td>単体的認知
その対象のみで可能</td><td>統合的認知
他の対象群との相互関係のもとに可能</td></tr>
<tr><td rowspan="2">具体例</td><td colspan="2">道路にある特定の物Xがある</td></tr>
<tr><td>Xは財布である</td><td>Xは誰かがうっかりして落としたのだろう</td></tr>
</table>

不能に陥るという状況意味失認 situational meaning agnosia においては，それは即，意識下において「自己保存の危機」という誤った認識（カギ括弧を付したのは，その認識は認知機構の失調による偽りのものであって，実際には自己保存の危機はないからである）を生じるのであって，ここにおいて「自己保存の危機→まなざされる」という生得的な認識連鎖を介して「まなざし意識性」という症状が顕現するに至るのである。なお，筆者が前項で例として挙げた暗闇で生じる「まなざされる」という体験は，明度の低さが即物意味の認知を不能にするという即物意味認知不能を原基とするものであって，それはカギ括弧なしの，文字どおりの自己保存の危機なのであるが，状況意味失認による偽りの認識である「自己保存の危機」であろうとも，即物意味認知不能による現実の自己保存の危機であろうとも，①即物意味，状況意味を問わず，認知機構自体が自己保存に関わるものである，②自己保存の危機が実際にあるか否かではなく，自己保存の危機という主

体の認知があるか否かが重要である以上，それらは同じように「まなざされる」感 Gefühl を生じるのである。最後に，文中に出てきた，認知の主要な対象である即物意味および状況意味の対比表を理解の便として掲げておく（表 2）[47, 74]。

【補遺３】入（出）眠時幻覚，および ictal fear に随伴する実体的意識性

第２章で取り上げた「漠とした被注察感ないし実体的意識性」が「まなざし意識性」と呼びうる，広く実体的意識性の病理であり，その発現が「自己保存の危機」という主体の認知に基づくことが判明して，‘そういえば’，‘なるほど’という格好で筆者の心の中で合点がいった実体的意識性が２種あった。

１）入（出）眠時幻覚

その１は，通常は「幻覚」と理解されているものの，正しくは「(形象化された）実体的意識性」であることが西山詮[79]によって明らかにされた入（出）眠時幻覚 hypnagoge（hypnopompe）Halluzination である。これはナルコレプシーにおいて高頻度かつ典型的に認められ，睡眠発作 Schlafanfall，脱力発作 Kataplexie，睡眠麻痺 Schlaflähmung とともに四主徴の一つに数え上げられるものであるが，頻度こそ少ないもののいわゆる正常者にも「金縛り」という恐怖体験（その言葉は睡眠麻痺に強調が置かれているが，多くは入（出）眠時幻覚を伴うものであって，両者が相俟って恐怖体験となるのである）として認められるものである。筆者もまだ青年期の頃にこの金縛りを数回経験したことがあるが，この経験が以下に述べるRosenthal, C.[82]の考え方を納得のいくものとして頷かせ，また入（出）眠時幻覚の発現に自己保存の危機という認知が深く関与していることに気付かせたのである。ここにRosenthalの考え方とは，入（出）眠時幻覚をたんに四主徴の一つとするのでなく，それが睡眠麻痺と‘切迫する生命的不安ないし恐怖’（西山）と一緒になって幻覚・脱力性不安症候群 halluzinatorisch-kataplektisches Angstsyndrom を構成しているというものである。

さて，筆者にオリジナリティーがあるとすれば，上述の幻覚・脱力性不安症候群を構成する３者，すなわち（今や西山によって実体的意識性であることが明らかにされた）入（出）眠時幻覚，睡眠麻痺，‘切迫する生命的不安ないし恐怖’というトリアスの間に図18のような構造連関があるのではないか，すなわち一次的症状は睡眠麻痺であり，その結果二次的症状として一方で‘切迫する生命的不安ないし恐怖’

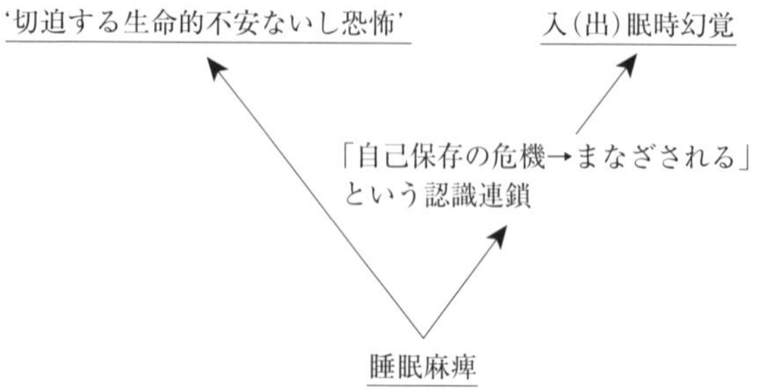

図18　幻覚・脱力性不安症候群（Rosenthal, C.）のトリアスの構造連関

が，他方で入（出）眠時幻覚が生じる，と考えたことであった。何ゆえに筆者は，睡眠麻痺が一次的なものであると重要視したのか。それは，睡眠麻痺とは生理学的には入眠期に生じたREM睡眠（sleep onset REM）による抗重力筋の筋緊張の著しい低下であり，それによって一切の随意運動が不能に陥るが，随意運動不能とは動物であるヒトHomo sapiensにとっては外敵に対して攻撃することも，また逃避することさえもできず，自己保存が危機に瀕することを意味するからである。その危機の認知が，一方では直接的に生命危急的な強い恐怖感を生み出すことは必定のことであり，これが‘切迫する生命的不安ないし恐怖’であろう。そして他方では「自己保存の危機→まなざされる」という認識連鎖を介して間接的に「まなざし意識性」を生み出すことになるが，これが入（出）眠時幻覚と呼ばれているものである。他人の話しだけでなく，自らの経験を思い起こしてもそうだと思い，これまで不思議に思ってきたことは，金縛り体験で現れる，いうならば異形の者は，部屋の隅に立っている時も，我が身にのしかかるように迫ってくる時も，必ずやこの私を見つめていることであるが，ここで生起している病的体験が「まなざし意識性」である以上，それはけだし当然のことであった。

2）ictal fear に随伴する実体的意識性

その2はいわゆる側頭葉てんかんに見られる ictal fear（恐怖発作）に随伴する実体的意識性であって，その強い恐怖感とともに実体的意識性が認められることを，3症例を挙げ，また文献を検討して報告したのは千原精志郎ら[8]である。Ictal fear の恐怖感が自己保存の危機という認知を帯びたものであるならば，第2章の結論である「自己保存の危機→まなざされる」という認識連鎖に基づいて「まなざし意識性」が出現してくることは，いわば当然のこととして理解されうるものと思われる。

以上，入（出）眠時幻覚においては sleep-onset REM による抗重力筋の筋緊張低下が，ictal fear に随伴する実体的意識性においては temporal spike が各々一次的原因として存在するが，両者の発現は共通して「自己保存の危機→まなざされる」という認識連鎖を介したものであり，これは統合失調症における実体的意識性（まなざし意識性）の議論において，一次的原因は状況意味失認にあるとしながらも，その発現は「自己保存の危機→まなざされる」という認識連鎖を介して生じるとしていることとまったく同一である。

【補遺 4】緊迫困惑気分／対他緊張とその関連症状の形成機序

第 2 章の冒頭で述べたように，原論文「分裂病最初期にみられる『まなざし意識性』について」で取り上げた症状には，「漠とした被注察感ないし実体的意識性」のほかに，後に「面前他者に関する注察・被害念慮」と呼んだ症状も併せ含まれていた。筆者は一論文（「面前他者に関する注察・被害念慮—初期分裂病に対する誤診の一要因」[68]）を費やしてその概念と形成機序をいったん明らかにしたが，その後，第 2 章で取り上げた「漠とした被注察感ないし実体的意識性」の症状形成機序を再考する中で，その症状が他者の面前状況下において形を成したもの，それがこの「面前他者に関する注察・被害念慮」であると結論づけることとなった。

以下，上記の 2 症状のみならず，いま現在は「緊迫困惑気分／対他緊張とその関連症状」と呼んでいる一連の症状の形成機序に関する筆者の考察の到達点（図19）[73,74]を示しておこう。図19の矢印を順次追っていく形で説明するが，まず状況意味失認によって生じた意識下での状況意味の同定不能は，自己保存がその機構の原初的機能であるがゆえに，即「自己保存の危機」という認知，ただしそれは意識下にあって無自覚的な認知であるが，それを生ぜしめる。次いで，無自覚的なものであるとしても，「自己保存の危機」という認知が生じているのであるから，それは主体に緊迫感を生じさせるが，その認知が意識下のものであるだけに主体にはその理由が思い当たらず困惑感が出てくる。ここに緊迫感の自生とそれに対する困惑からなる緊迫困惑気分が生じるのである。ただ，この緊迫困惑気分はその純粋な形で留まることは少なく，容易に他→自の攻撃性とともに，それに対抗すべく生じてくる自→他の攻撃性という，双方向性の攻撃性を内に含んだ著しい緊張感である対他緊張[65]を生じてくる。それというのも，緊迫困惑気分の背後には〈「自己保存の危機」の意識下・無自覚的認知〉が潜在しているからであり，それが他一般を自己を脅かす存在へと転化させるからである。そして，この対他緊張に含まれる他→自の攻撃性，すなわち被害性は，例えばある種の昆虫や蛾が臀部や翅に隠し持つ眼状紋，邪視（呪眼）の迷信，あるいは凝視などの日常体験に認められる「まなざされる→自己保存の危機」という認識を反転させ

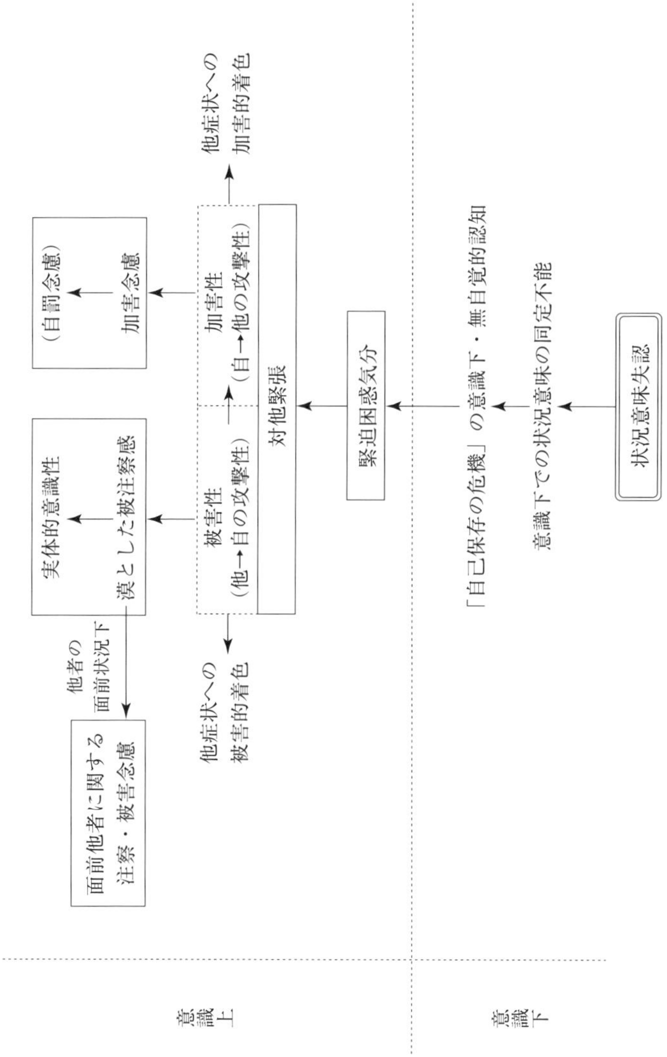

図19　緊迫困惑気分/対他緊張とその関連症状の形成機序（文献73より引用）

る形で「自己保存の危機→まなざされる」という認識を招来し，ここに「まなざし」が生じ，実体験としては「見られている」という体験が顕現してくるのである。この「見られている」という体験は，他者が現前しない状況においては「漠とした被注察感」という症状となり，他者が現前する状況においては「見ている」ものは周囲にいる他者へと容易に定位されて「面前他者に関する注察・被害念慮」という症状となると考えられる。

第 3 章

ダブルメッセージ性への着目
—症候は人を欺く—

統合失調症は「人格の病」とも言われるが，島崎敏樹[89]によれば，それは人格の第 1 の標識というべき自律性 Autonomie が変化する異常態であるからであって，言い換えるならば自我障害こそが統合失調症の本質と考えられているからである。同様な考えは多くの精神科医が抱いており，例えば雑誌「こころの科学」において二度（1986[39]，2005[80]）にわたって行われた「精神科主任教授アンケート」の設問①「分裂病（統合失調症）で何が本質的な（特に重要な）症状とお考えでしょうか？」に対して，多くの教授が端的には自我障害を，またそれと類似した表現で自我機能の障害を挙げているのを見てとることができる。

さて，筆者[74]はこれまでも幾度か述べたことがあるが，統合失調症の病態生理追究のための作業仮説を求めて研究の場を精神病理学へと転じてきた者である。そうした研究目的からは，生物学的アプローチを試みるにはあまりにも茫漠としてとらえどころのない自我なるものの障害を統合失調症の本質と考えることは，そもそも研究の出発点においてすでに白旗を上げるようなものであって，この点において症候学的には自我意識の異常を，そしてそこから障害の本質を自我の障害とする考えの妥当性を自分なりに検討してみることは，仮説の構築上必要不可欠のことであった。

そして，その検討の結果からやはり自我障害を統合失調症の本質と考えざるをえないとなると，筆者にとっては統合失調症への生物学的アプローチは端から放擲せざるをえないと思えたのであった（これは皮肉なく言うのであるが，統合失調症の本質を自我障害と考えつつ，なおそれに生物学的アプローチを試みられる研究者は自分の研究にどれほどの成算性があるとお考えなのか，筆者には不思議としか言いようがない）。筆者が自我意識の異常ないし自我の障害なるものを自分なりに検討してみようと考えたのは今一つの理由があり，それは先行して執筆した「背景思考の聴覚化—幻声とその周辺症状をめぐって」[46]（第１章「症候の進展と後退—症候は形を変える—」で再論）において，症候の進展あるいは後退の過程において自生思考という「思考障害」，幻声，考想化声という「知覚障害」と並んで，作為思考，考想転移，考想吹入，考想伝播（共働思考）という「自我障害」が認められたからであり[注7)]，翻ってそうした要素心理学的分類そのものに疑義が生まれていたからである。

筆者が上記した「統合失調症＝自我障害」論に挑んだ最初の論文は第16回「分裂病の精神病理」ワークショップ（1987）にて発表した「『自我意識の異常』は自我の障害か—ダブルメッセージ性に着目して」[48]であった。そして，自我障害を否定するにはいささか素朴であったこの論文を補完すべく，そもそも心的体験と

注７）このあたりの要素心理学的症候分類はたぶんに恣意的であり，例えば濱田秀伯[16]によれば作為思考，考想転移，考想吹入，考想伝播は「自我と自我意識の障害」の項でも，「思考の障害」の項でも，ともに記載されている。翻って言うならば，それは要素心理学的症候分類の妥当性そのものに疑義を投げかけているのである。

はいかなるものかという設問に立ち返って改めて自我や自我意識なるものを本格的に考究したものが，日本精神病理学会第15回大会（1992）シンポジウム「精神病理学の意義と展望」にて発表した「精神病理学における『記述』とは何か」[59]（序論「心的体験，精神症候，病態心理」にて再論）であった。

例によって上記の原論文[48]を要説するところから論を始めたいと思う。なお，この原論文もそうであるが，本論を通じて「自我意識（の）異常」は精神症候の用語として，また「自我（の）障害」は病態心理（障害論）の用語として用いることにする。

〈要説〉「自我意識の異常」は自我の障害か―ダブルメッセージ性に着目して（1987）

1．自我意識―その成立要件と自我との関係性

やや突飛と思われるかもしれないが，自我とは自分の眼のようなものである。というのは，人は自分の眼を直接的に見ることができないが，それは観察されるべき客体である眼そのものが，即観察するべき主体であるからである。自我も同様であり，そこでは眼と同様に主体は即客体であり，逆に客体は即主体である。われわれが自分の眼を見ようとする際には，例えば「鏡を見る」，すなわちなんらかの媒介手段を通して得た虚像を対象とし，それを知覚するように，自我が自我を観察しようとする際にも，まず最初になんらかの操作によって自我を対象化することが必要であり，次いでそうした対象化によって獲得された自我表象の認知が続くと考えられる。すなわち，自我意識とは自我を素材として，①自我の対象化，②（対象化によって獲得された）自我表象の認知，という２つの段階を経て形成されるものである。ということは，自我意識とはとりもなおさず対象意識の一つにすぎないことを意味することになり，ここにおいてこの主張は，Jaspers, K.[28]が自我意識を対象意識に対立するものとして同列に定位したことに反論す

ることになる。ただし，自我意識が対象意識の一つであるとしても，それはJaspersのいうところの通常の対象意識とは異なるところがある。それは通常の対象意識においては，その素材は例えば知覚のごとく当初より対象となるべく与えられていて「我々に対立している」のであるが，自我意識においては，対象化という志向的作用を通して，初めて「我々に対立する」素材が現前してくるのであって，この場合には素材の現前は即対象の現前となるのである。

それではこのようにして新たに定義づけられた自我意識と素材としての自我との関係はいかなるものであろうか。この議論のためには，まずは自我なるものを定義づけることが必要となるが，この作業は科学的検証性に乏しい，はなはだ危ういものである。というのは，自我なるものはあくまでもわれわれ個々の自我意識を通して類実体的に仮定されたものであって，決して直接的な対象とはなりえないものであるからである。よって，ここでも自我のアナローグと考えられた自分の眼を引き合いに出して推論することで満足せざるを得ないが，鏡に映った自分の眼があくまでも虚像であって実体ではないように，自我意識とはあくまでも虚像であって，実体たる自我の有り様を正確に反映しているという保証はどこにもないのである。

2. 統合失調症性自我意識異常の特異性

筆者の考えるところ，統合失調症における自我意識異常の特異性とはただ一点，患者が自我意識異常を語りうるということである。例えば，作為体験において患者は「……させられる」と述べる。これまでの統合失調症論，少なくとも記述現象学派のそれは，この「……させられる」という陳述内容をそもそもの議論の出発点とし，そこに「自我の能動性の喪失，自我の被動化」をみたのであるが，筆者がここで問題としたのは患者が「……させられる」と述べうること，すなわち陳述が可能であることであった。このことはとりもなおさず，患者が「……させられる」と表現する心的事象が生起する，まさにその時点において，すなわち同（共）時的に，その心的事象を体験として成立させうる基盤が存立していることを示している。これは先に考察したように，自我意識が対象意識の一つである以上，当然といえば当然のことであるが，しかしこれまでまったくといっていいほどに注目されてこなかった事実である。筆者にはこの体験成立の基盤とは能動的な自我と思われるが，そうであるとするならば，「……させられる」という患者の陳述は，その陳述の内容において，いいかえるならば自我意識のレベルにおいて「被動化した自我」の存在をわれわれに伝えると同時に，そうした陳述が可能であるという点で能動的な自我の存立をも示すという，一見するに互いに相反する内容を内に含むダブルメッセージなのである。

3．ダブルメッセージの解釈

まず，それが本来の自我意識の異常であるとすると大枠２つの解釈が成り立つことになる。第１は旧来の大方の精神科医が考えてきたような，自我そのものの障害であり，いったん確立した自我が二つに分裂し，一方は能動的なままに残存し，他方は被動化した場合（自我の分裂），もしくは自我が未成立で，その内部に能動性を欠き，被動化を受けやすい部分を宿している場合（自我の未成立）である。第２は自我そのものは健常であるとしても，それを素材として自我意識を成立させる諸段階（自我の対象化，および自我表象の認知）に障害が起き，自我意識のレベルにおいては「被動化した自我」と錯誤された場合（自我意識の錯誤）である。

以上の２つは，先にも述べたようにあくまでも本来の自我意識の異常であるという前提の下に行った解釈であるが，ここにそれが自我意識異常という形をとりながら，「かのような as if」ものであって，本来の自我意識とはまったく無関係のものではないのかという観点に立つならば，ここにコペルニクス的転回とでもいうべき第３の解釈が定立できることになる。それは症状の起源をわれわれの意識下にあって自動的に作動しており，随意的にはいかに対象化しようとしても対象化しえないという仮設的精神機能に求め，自我意識異常とはそれが不随意的に意識化したものと考えるものである。自我意識異常の最大の特徴は体験における能動性（自律性）の欠如であるが，意識下・自動的精神機能を想定する筆者の立場からいえば，それは症状の起源が自動的なものである以上，当然のことであり（「能動性の欠如」は喪失の結果ではなく，元来ないのである），また患者がそれらを自我意識と結びつけて，それが障害されたと考えるのも，その起源が「意識下」のものであって，通常はその存在すらほとんど主体に感知されえていないのであるから当然であろう。筆者はこの意識下・自動的精神機能を，それがそもそも自我意識が成立しえない領域である点に着目して「非自我」と呼びたいが，この用語を用いるならば統合失調症における自我意識異常とは非自我が意識へと突出してくる事態（非自我の意識化）と解釈しうるのである。この〈非自我の意識化〉論は，第1に非自我，より一般的には意識下・自動的精神機能が存在し，第2にこの非自我の意識化したものが自我意識異常を成すということを骨子とするが，筆者は錐体外路系や小脳は意識下・自動的運動機能と呼びうるものであり，その相同物として意識下・自動的精神機能の存在も推定しうること，そして実際にひらめき・思いつきや入眠期体験，また筆者自身に生じた自動筆記の体験がそれらの存在を示しているのではなかろうかという推論によって上記の第1の骨子を補完し，また非自我の一部と看做されうる背景思考が聴覚化する過程において自我意識異常が認められたという先行論文[46]の結論において第2の骨子が立証されていると考え，この第3の解釈，すなわち〈非自我の意識化〉こそ，先に述べた自我意識異常のダブルメッセージ性をうまく説明するものであり，翻って自我意識異常の成立機転であると推測した。

I．体験を聴く

これまでに執筆した諸章と違って，本章では筆者が新たに観察した自我意識異常の体験があるというわけではなく，出発点は旧来指摘されてきた自我意識異常の各種の症状である。よって，ここではそれらをごく簡略に整理しておこう。

記述現象学を創始したJaspers[28]によれば，「自我が自己自身をいかに意識するか」が自我意識の定義であって，①自我の能動性，②自我の単一性，③自我の同一性，④外界に対立する自我の意識，という４つの形式標識が挙げられている。これらのうち，統合失調症における自我意識異常と最も関連するものは①自我の能動性であって，その異常態としてJaspersは存在意識の変化として「人格感喪失（離人現象）」（自己精神離人症：筆者注）を，また実行意識の変化として作為思考・作為行為，思考奪取，思考吹入を挙げている。また本章の冒頭に掲げた島崎[89]によれば，人格の自律性（能動性と同義：筆者注）の意識の障害には他律性の意識（他律体験 Heteronom-Erlebnis：考想吹入，作為思考），無律性の意識（無律体験 Anom-Erlebnis：離人症，二重思考，言語運動幻覚，呟き声の独語，常同行為，衒奇的行為），自律-即-他律性の意識（自律-即-他律体験ないし予定体験 Prädestiniert-Erlebnis）の３種に区分されている。

Ⅱ．症候を読む

この自我意識異常という症候を読むにあたって，筆者にオリジナリティーがあったとすれば，それは次の２点である。第１は自我意識とはいかなるものなのかを考察するにあたって，自分の眼が自我のアナローグとなると着想したことであり，第２は患者自身がその異常を語りうることが統合失調症性自我意識異常の特異性であることに着目したことである。

１．自分の眼は自我のアナローグである

先に挙げたJaspers[28]による自我意識の定義「自我が自己自身を

いかに意識するか wie das Ich sich seiner selbst bewußt ist」を出発点に考えるならば，意識（観察）する主体も意識（観察）される客体もともに自我（後者は「自分自身 seiner selbst」と表記されているが，それは言葉の言い換えであり，また一般に前者を主我，後者を客我と区別して呼ぶが，それは便宜的なものにすぎない）ということになる。茫漠としてとらえどころのない自我を対象として，このように主体–即–客体，客体–即–主体という現象の内実を理解しようとしても筆者には今一つピンとこないものがあって，よって筆者は類似した現象を捜してみようと思い立った。そして，そこで思い付かれたものが「自分の眼で自分の眼を見る」という行為であった。というのは，この場合でも主体–即–客体，客体–即–主体であるからである。そして重要なことは，「自分の眼で自分の眼を見る」という行為においては，自分の眼を直接的に見ることは決して叶わないことであって，例えば鏡を見る等，①自分の眼を映し出すなんらかの媒介手段を経る必要があることであり，そして②そこで得られたものはあくまでも間接的な虚像であるということであった。鏡に映った眼が左右逆であることは別にしても，虚像は必ずしも実体を正確に反映するものではなく，例えば鏡面に歪みがあれば，眼の虚像にも歪みが生じるであろう。

なにも自我の多重化の譬えとして出すのではないが，ここで思い出されるのが中学 3 年生の理科の授業での「向かい合う一対の鏡の前に立った時，自分の姿は鏡の中にいくつ見えるか？」という，教師が出した設問である。席順に次々と当てられて誰もが答えられない中，筆者は「前の鏡に映った自分の姿は後ろの鏡に映っているであろうし，その自分の姿の映った後ろの鏡はまた前の鏡に映っていて，それが延々と続いて云々」と考えて「無限」と答えて，教師から誉められて得意満面になったというエピソードである。これには後日談があり，大学１年生の時に学生寮に住んでいた友人を訪ねて，幅広の向かい合う一対の鏡のある洗面所に立って，かつて推測した通りに実際に無数の我が姿が鏡に映っているのを見て，ちょっと感動したものである。

この「自分の眼で自分の眼を見る」という行為の例から筆者が考えたことは，「自我が自己自身をいかに意識するか」という自我意識においても同じことで，上記の①，②という操作，ここでは自分の眼がそのアナローグになると考えられた自我を対象として述べることにするが，自我意識なるものも①自我の対象化，②(対象化によって獲得された）自我表象の認知，という２つの段階を経て与えられる虚像であって，その虚像は必ずしも実体を正確に反映したものではなかろうということであった。併せて，上記の①自我の対象化という操作を経ている以上は，自我意識なるものも対象意識の一つであるということであった[注8)]。

2．統合失調症においては患者が自我意識異常を語りうる

次に着想，というよりも着目されたのは，統合失調症において

注８）のちに「精神病理学における『記述』とは何か」[59)]で論じ，序論「心的体験，精神症候，病態心理」でも再論したように，たんに「自我意識なるものも対象意識の一つである」というものではなく，心的営為総体の意識上・自覚的認知である心的体験のうち，営為の主体の側に認識の焦点を合わせた，すなわち焦点化したものがいわゆる自我意識であり，営為の客体の側に焦点化したものが旧来言うところの対象意識であって，それらは一対のものとして新たに定義された対象意識を構成しているのである。

は患者が自我意識異常を語りうるということであった。これは気付いてみれば，まさに「コロンブスの卵」であって，なにゆえにこれまでの精神科医は患者から語られる内容ばかりに眼が行って，患者が語りうるという事実に注目しなかったのか，訝しく，また不可思議とさえ思われるのであった。というのは，前者から導かれたものが「自我の能動性の喪失，自我の被動化」なのであるが，これが全きに，すなわち100%起こっているのならば‘語りうる自我’なぞ存在しえないからである。患者が自我意識異常を語りうること，すなわち陳述が可能であるということは‘語りうる自我’の存在を如実に示しているのであって，それはとりもなおさず，部分的であるとしても健常な，能動的な自我が存在していることになるからである。Jaspersの『精神病理学総論』[28]の「自我意識」の項に，「患者は『作られた考え』(作為思考）とか『考えを引き抜かれる』(思考奪取）と述べる。こういう言葉は患者によって次々と発明され，それを精神病理学が自分のものとしたのである」という一節があるが，思うにこれまでの精神科医は患者が迫真的に述べる，いわゆる正常者の想像を絶した体験の奇異さ，おどろおどろしさにただただひたすら眼を奪われてしまったのか，筆者はそう考えるしかないのである。前項で考察したように，自我意識なるものは対象意識の一つにすぎず，かつそれは必ずしも実体を正確に反映しているとは限らない虚像であることを考え併せるならば，患者の述べる自我意識異常の内容は驚くに値するものではなく，注目すべきは患者が自我意識異常を語りうるという事実の方であったはずである。思うに，症候は人を（患者をも，医者をも）欺いたのであった！

以上，「自分の眼は自我のアナローグである」という着想から，自我意識は対象意識の一つであり，かつそれは虚像であって必ずしも本来の自我を正確に反映したものではないこと，また「統合失調症においては患者が自我意識異常を語りうる」という着目から，少なくとも自我の一部は（場合によってはその全部が）健常であって能動的であることを述べたが，（詳しいことは原論文[48]に譲るが）この両者の結論から導かれたものが自我意識異常の成因としての〈自我の分裂・未成立〉論であり〈自我意識の錯誤〉論であったのである。しかし，筆者はさらに踏み込んで〈非自我の意識化〉論という第3の論を定立した。何ゆえかといえばそれは，症候が人を欺くものならば，上記したような自我とか自我意識とかとはまったく関係のないところで，あたかも「かのような」形で自我意識異常（この場合は「自我意識」異常とカギ括弧を付すのが正確であろう）が訴えられることもありえようと思えたからであった。

Ⅲ．病態を解く

1．自我意識異常の成立機転としての〈非自我の意識化〉論の妥当性

原論文[48]においては，筆者は以上の〈自我の分裂・未成立〉，〈自我意識の錯誤〉，〈非自我の意識化〉の3論を並記した後において，自我および自我意識が成立してくる過程の科学的論証不能性ゆえに「あくまでも推論でしかないが，推論であることを自覚しつつも」傍証を挙げて第3の〈非自我の意識化〉論が妥当である旨を述べておいた。

上記した「自我および自我意識が成立してくる過程の科学的論証不能性」はもちろん今も変わることはなく，したがって「病態を解く」と題した本節で述べることもやはり推論であることにかわりはないが，しかし原論文で論じたことよりもいくぶんかは，この〈非自我の意識化〉論を自我意識異常の成立機転と考えうることの妥当性を示してみたい。

「示してみたい」とは述べたものの，それはすでに「内なる『非自我』と外なる『外敵』—分裂病症状に見られる『他者』の起源について」論文[54]で論じ，第１章「症候の進展と後退—症候は形を変える—」の補遺１でも一部訂正を加えて再論したことである。それは「背景思考の聴覚化」論[46]における①営為における自己能動感，②内容の自己所属感という２つの属性を取り上げて，その失われ方を検討したものであるが，そこでの結論は，①営為における自己能動感（Jaspers[28]のいう自我意識の形式的標識の第１である能動性の意識，あるいは島崎[89]のいう自律性の意識）が失われているといっても，そこには他者がより明瞭に現れてくる順に自動性，第二自己能動性，自己被動性，他者能動性の４種があり，〈背景思考の聴覚化〉における症候進展においてはどの経路をとっても上記の順に他者性が顕わになってくること，および②内容の自己所属感が失われる場合には他者がより明瞭に現れてくる順に自他共属性，他者専属性の２種があるが，これまた〈背景思考の聴覚化〉における症候進展においてはどの経路をとっても前者から後者へと他者性が顕わになってくるというものであった（図20）。自動性，第二自己能動性，自己被動性，他者能動性（営為に対する自己能動感），自他共属性，他者専属性

(内容の自己所属感）のいずれもが厳密には自我意識異常を表している（各々上記した順で自我意識異常の重症化をも示している）のであるが，それらの原基がすべて背景思考という意識下・自動的精神機能，いうならば非自我であるという点は，〈非自我の意識化〉という，筆者の推論した自我意識異常の成立機転を支持するものと思われる。そして，上記の議論はもっぱら思考面における自我意識異常に限定されたものながら，その考え方は行為面やその他の精神機能の自我意識異常にも敷衍することができるのではないかと推論されるのである。

2．魔女としての「統合失調症＝自我障害」論からの解放

思うに「統合失調症＝自我障害」という論は一世紀にわたって精神科医を呪縛した魅力ある魔女であったろう。というのは，その論はひとたびその魅力に取り付かれるや，なかなかそれから抜け出すことが困難な魔物であるからである。筆者は先に，ほぼ初めての精神病理学的論文となった「背景思考の聴覚化」論文の執筆を通して「症候は形を変える」というテーゼを学んだことを踏まえて，「それまでの精神症候学における基本的骨格である記述現象学的形式あるいは要素心理学的分類の桎梏からその後の筆者を自由にしたという点で，今振り返ってみて幸運な出発であったと思われる」と記したが，要素心理学的症候分類の華とでもいうべき自我意識の異常ないし自我の障害という魔女を退治して，本当の意味でその桎梏から自らを解放したのであった。

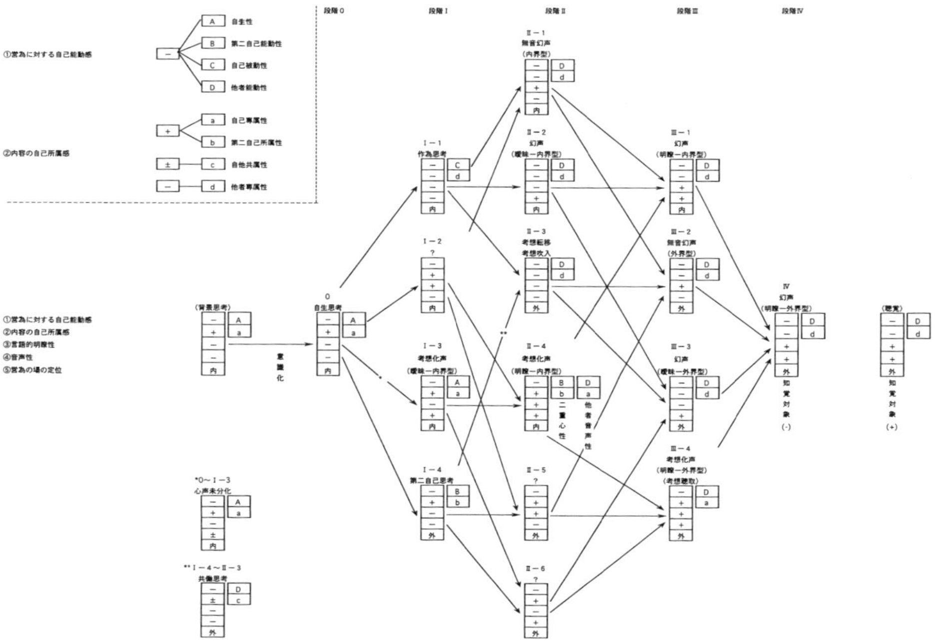

図20　〈背景思考の聴覚化〉の症状進展図式（四訂版：2006）

【追記】

誤解なきよう敢えて付言するが，筆者が本章で否定したのは，例えば作為思考のごとき，従来「自我意識の異常」と呼ばれてきた症状を通して統合失調症には「自我の障害」があるとする論であって，統合失調症においては自我の障害は一切ないと断言しているわけではない。ましてや，「自我なるものはあくまでもわれわれ個々の自我意識を通して類実体的に仮定されたもの」と記したからといって，自我そのものの存在を否定したわけでもない。自我の実体を例えば安永浩のごとく「静的には心理諸機能の統合中心（位置），動的にはその統合作用」[101]と仮定するならば，統合失調症慢性期のいわゆる人格荒廃例においては，個々の精神機能ごとに「連合(思考)」の弛緩，「意欲」の減退，「感情」の鈍麻があるのではなく，統合中心，統合作用たる「自我」の障害があると考える方が妥当であると思える。

第 4 章

対象化の障害という視点
—症候は時には穿って診るものである—

フランスのDugas, L.[10]が提唱したdépersonnalisationに「離人症」というシャレた日本語訳を与えたのは三浦百重とのことであるが[103]，Jaspers, K.[28]の『精神病理学総論』によれば，それは自我意識の第1の標識である自我の能動性の意識，ことに存在意識の変化であって（すなわち自我障害），内村祐之らによる訳書では直訳である「人格感喪失」との訳語（ただし，括弧して「離人現象」と併記されている）が与えられている。わが国の教科書はほぼこうした理解に立って離人症を記載しており，例えば西丸四方[78]による『精神医学入門』では「自我意識の障害」の項に記され（「personalizeとは人間とする，人格化するということで，deは離れることであるから，離人は人間とすることが離れてしまった意識である」との用語解説が付されている），諏訪望[95]による『最新精神医学—精神科臨床の基本』でも「自我意識障害」の項にて「能動性の意識が減退または喪失したと感ずる体験である」とされており，また村上仁・満田久敏・大橋博司編[41]による，いわゆる京都学派の教科書『精神医学』では離人症は「特殊な精神病理学的症状」の一つとして記載され，なおかつ「上述の重要な三つの症状，作為体験，強迫体験，離人症は，自我意識の異常，特にその能動意識の障害として述べられるのが慣例であった。この症状論では，臨床的な症状把握を眼目としているために，敢てそのような概念を持ち出さなかったのである」（傍点筆者）と，自我障害とする考えにやや距離を置いた表現がされつつも，なお「離人症の症状は極めて多種多様であるが，その共通の特徴は本人の心的機能や行動に伴う能動意識が消失することである」と自我障害論に与している。わが国では上述のようにJaspersの考えに従った理解がなされてきているのであるが，井上晴雄[23]によれば，諸外国においては「その発生に感情を重視する感情説，その原因として一般感覚の障害を考える感覚説，さらに両者の連合説などさまざまな学説がある」とのことである。併せ述べておくが，DSM[1]ではその第3版（DSM-Ⅲ）以来「解離性障害」に分類されており，ICD-10[100]ではそれとは異なって「解離性（転換性）障害」には含ませず，「他の神経症性障害」に分類されている。

さて，筆者は第3章「ダブルメッセージ性への着目—症候は人を欺く—」で述べたように，自我意識異常ないし自我障害という考え方には以前から疑念を抱いており，またその中でも離人症を例えば作為体験と同等に自我の能動性の意識の障害とする考えには違和感を覚えていた。そうした折，当時まだ一読者にすぎなかった筆者に「精神科治療学」誌編集委員会から「離人症」の特集号への寄稿を求められ，その疑念の因ってきたるところを解明してみようと思い立って執筆したのが本章の原論文である「離人症の症候学的位置づけについての一試論—二重身，異常体感，実体的意識性との関連性」[52]であった。後に自らが編集委員になって聞いたところによると，離人症についてそれまで何一つ書いたことのない筆者への執筆依頼はその特集を担当された村上靖彦先生の肝煎りで，その当時「背景思考の聴覚化―幻声とその周辺症状をめぐって」[46]をはじめとして2～3の統合失調症症候論を発表し始めていた筆者をおもしろがっていただいて，「あいつなら，これまでと違う何かを書くだろう」と予想されて依頼されたとのことであった。また，依頼論文なのに抄録も付けた「研究報告」となったのは，たしかその原著性を評価してとのことであった。たぶんに自己礼讃を含んだ懐古談が続くようで恐縮であるが，後に執筆した「自生と強迫―体験様式の差異とその臨床的意義」論文[61]に関連して，精神病理学に転じた筆者が‘こういう人の仕事を継ぎたい’と思っていた人のお一人であった村上仁先生から「中安氏の『自生と強迫』に対する反論と氏の業績全体についての二，三の感想」論文[42]が寄せられ，その中で本章の原論文を「最後に氏の離人症に対する解釈『対象化性格の脱落態』とする解釈に大いに感服した。離人症を説明する学説は色々あるようであるが，これほど明快な説はなかったように思う」と評価してくださったことは学者（「学ぶ者」の意）冥利に尽きることであった。

例によって原論文を要説するところから論を始めたい。

〈要説〉離人症の症候学的位置づけについての一試論―二重身，異常体感，実体的意識性との関連性（1989）

離人症体験の記述現象学的理解と臨床症候学的位置づけの検討を行った。

1．記述現象学的理解

この体験にはすでに「離人症（人格感喪失）」という用語が与えられ，おおかたのところそれは自我の能動性の意識，ことに存在意識の障害（つまり自我障害）と理解されてきたが，必ずしもそれは離人症のすべてを説明するものではなく（例えば，Haug, K.[17]の外界精神離人症ないし

Mayer-Gross, W.[37]の現実感喪失は自我障害では説明できない），上記の自我障害という理解は一致した見解とはみなされていない。よって筆者は，改めて体験そのものに立ち返ってその特徴を抽出することを試みた。そして3つの特徴を見い出したが，それらは第1にいわゆる離人症体験の内実を一つの簡潔な用語で表現することがきわめて難しいことであり，第2には重篤で典型的な離人症にあっては Wernicke, C. の自己精神，身体精神，外界精神にとどまらず，時間体験，空間体験をも含めて体験のあらゆる面において異常が現れることであり，第3には離人症にあっては主観的訴え（症状）と客観的所見（徴候）が乖離し，症状に相応する徴候が見いだせないことであり，離人症の記述現象学的理解は少なくともこの3つの特徴を統一的に説明しうるものでなければならないと結論づけられた。次いで，その理解にあたっては〈心的体験〉の成立をめぐっての予備的検討を要したが，ここに〈心的体験〉とは「営為によって互いに関係づけられた主体と客体の総体，すなわち〈心的営為〉の意識上・自覚的認知」であり，その成立には対象化という主体の志向的作用が必要とされると定義づけられたが，ここにおいて対象化は素材に「対象化性質」[57]（原論文では「対象性格」）を付与するものと考えられた。そして，離人症体験における上記3つの特徴をあまねく説明するものとしてはこの対象化性質の喪失が考えられ，すなわち離人症で生じているのは対象化性質を欠いた対象化，すなわち素材がいわばむきだしのままに体験されたもので，‘対象化性質の脱落態’と呼びうるものと考えられた。

2. 臨床症候学的位置づけ

対象化性質を欠き，素材がいわばむきだしのままに体験されたもの，すなわち‘対象化性質の脱落態’が離人症として存在するならば，それとは逆に素材なしに対象化性質がいわばまぼろしとして出現するもの，すなわち‘対象化性質の幻性態’がありはしないか，と純理論的に想定されたが，それは二重身，異常体感，実体的意識性として確かに実在し，かつこれまでの研究を通して，そのいずれもが離人症と合併することが多いことが確認された。こうした臨床的事実にも支えられ，‘脱落態’である離人症と‘幻性態’である二重身，異常体感，実体的意識性はより広く「対象化の障害（対象化性質の異常態）」として統合的に理解された。最後に，従来の要素的精神機能の障害，すなわち「営為の障害」を‘縦軸の精神病理’とするならば，こうした「対象化の障害」は‘横軸の精神病理’と呼びうるものであり，精神症候学を再考していく上でのそうした考え方の有用性が主張された。

Ⅰ．体験を聴く

原論文でもそうであったが，本章でも筆者は症例を挙げない。それは，原論文もまた本章もいずれも，離人症について筆者自身が聴き取った新たな体験が出発点となっているわけではなく，当然のことながらそれに基づく論考ではないからである。もちろんのこと，筆者自身が経験した離人症の症例はそれなりに多くあり，それらが文献を読み込むにあたっての土台になったことは確かではあるが，原論文の基となった離人症体験の有り様を筆者が詳しく学び得たのは井上[21,22]や清水將之[90,91]の論文，また新福尚武ら[92]，木村敏[30]，安永浩[103]の総説など，わが国の先人の業績であった。原論文はそれらの文献に詳しく記された離人症体験をどう読み解くか，それを主題としたものであった。

Ⅱ．症候を読む

1．「離人症＝自我障害」論の否定

前節で述べたように，離人症の体験陳述に関しては筆者自身が新たな体験を聞き取ったというわけではない。しかし，筆者は旧来のごとく，それをただに「離人症」として記載して事足れりと

するわけにはいかなかった。というのは，dépersonnalisation という症状名を Dugas[10] は aliénation de personnalité（人格喪失感）の意で用いたのであり，Jaspers[28] もこれを踏襲してそれを自己の能動性の意識，ことに存在意識の障害として位置づけ，わが国の教科書もこれに従っているのであるが，しかるにこうした理解は Wernicke の 3 分類に従って Haug[17] が与えた自己精神離人症 autopsychische Depersonalisation にはあてはまっても，身体精神離人症 somatopsychische Depersonalisation や，とりわけ外界精神離人症 allopsychische Depersonalisation にはあてはまらないからである（allopsychische Depersonalisation という用語に代えて Mayer-Gross[37] が derealization：現実感喪失という用語を提出したことはもっともなことなのである）。

2. 離人症体験の 3 つの特異性

そこで筆者は「離人症」という用語が与えられる以前の（「以前の」と述べたからといて歴史的なことを言っているのではなく，我々の認識レベルのことを指しているのである）体験そのものに立ち戻って，離人症体験の内実を探ってみることにした。

そしてそこで，筆者は次の 3 つを離人症体験の特異性として考えるに至った。

その第 1 は，（「離人症」という，シャレていて原語に忠実ではあるが，しかして日常語からは遠い言葉はさておき）離人症体験を一つの簡潔な用語で表現することがきわめて難しいことである。このことを筆者が学んだのは井上による「精神分裂病における離人症の現象学的考察」論文[22]であり，患者の個々の実体験の有り様をより正確に言い表そうとして井上が用いた用語は，自己存在感喪失，実行意識喪失，自己同一感喪失，親和感喪失，有情感喪失，外界隔絶感，外界実在感喪失，自己身体生命感喪失，自己身体自己所属感喪失，自己身体存在感喪失，自己身体他者感，自己身体内他者存在感と12種が数えられているからであった（もっとも，この井上論文を再度取り上げた筆者の後の論文「内因性若年−無力性不全症候群についての一考察─初期分裂病症状スペクトラムの一症状群として」[62]での検討では，これらの症状のうちには，狭義の，言い換えるならば真の離人症症状以外の初期統合失調症症状も含まれている）。加えるに，この井上論文が筆者に教えた今一つのことは，先の12種の症状名のうち９種が「○○喪失」と名付けられているように，離人症においては何かが失われていることであり，この失われているものを表現することが難しいのであった。

第２は，重篤で典型的な離人症にあってはWernickeの自己精神，身体精神，外界精神にとどまらず，時間体験，空間体験をも含めて，体験のあらゆる面において異常が現れることである。序論「心的体験，精神症候，病態心理」で述べ，また改めて後述することになるが，筆者は心的体験とは「（SVO〈ここにＳとはSubject：主体，ＶとはVerb：営為，ＯとはObject：客体〉で示される）心的営為総体の意識上・自覚的認知」であり，これにならっていえば，離人症体験の及ぶ範囲は主体Ｓ，営為Ｖ，客体Ｏのすべてにまたがるのである。このように異常が体験の全領野にわたって現れることを，筆者は離人症の第２の特異性と考えた。

第３は，離人症にあっては主観的訴え（症状）と客観的所見

（徴候）が乖離していることである。例えば，「感情というものが全くなくなった」と述べるが，その訴え方は言葉とは裏腹に苦悶状であるなど，訴え（症状）と表出（徴候）との間に乖離ないし矛盾が認められるのである。

Ⅲ．病態を解く

さて「病態を解く」にあたって筆者が考えたことは，いかなる病態を想定しようとも，その想定された病態は第Ⅱ節「症候を読む」で離人症体験の特異性として挙げた3つの特徴，すなわち「一つの簡潔な用語で表現することがきわめて難しい（何かが失われている）」，「体験のあらゆる面において異常が現れる」，「主観的訴え（症状）と客観的所見（徴候）が乖離している」をあまねく説明できることであった。そして筆者は，病態を想定するにあたっては，すでに先行論文「DSM-Ⅲ(-R)『奇異な妄想 bizarre delusions』についての批判的検討―記述現象学とその妄想概念」[53]で一度検討したことのある〈心的体験〉の概念を再検討して，そこから出発することの必要性を感じたのであった。ここで到達された〈心的体験〉の定義は，後続論文「精神病理学における『記述』とは何か」[59]で全面的に展開し，序論「心的体験，精神症候，病態心理」でも再論したことの原型をなすものであって，それは「意識上にて自覚的に認知されるもの，すなわち体験（心的体験：今回注）とはS＋V＋O.という〈心的営為〉の総体であり，それは対象化という作用によるものである」（図4：p. 20）と要約されている。

1.「対象化の障害」という視点

筆者は本章に「症候は時には穿って診るものである」との副題を与えたが，その意味するところは，旧来の記述現象学に基づく精神症候学が，例えば幻覚をもって知覚の障害とし，妄想をもって思考の障害とするように，いずれにしろ精神症状の形成をそれと関連する〈心的営為〉に障害が生じた結果と考えるのに対して，そうではなく〈心的営為〉にはなんら問題はなく，その「対象化」に障害が生じたのだと考えてみるということである。これは考え付いてみれば道理のあることであって，〈心的体験〉の成立は先に引用した要約にあるように，①〈心的営為〉の存在，②その対象化，という2つから構成されるのであって，②の対象化の障害によっても病的体験（精神症状）が形成されると考えうるからである。

それでは，離人症体験の形成にあたって，それが対象化の障害によるのではないかと筆者が思い付いたのはどうしてなのか。

まず注目されたのは第3の特異性「主観的訴え（症状）と客観的所見（徴候）が乖離している」であった。先に挙げた例のごとく，離人症患者にあっては「感情というものが全くなくなった」と訴えつつ，それを訴える際の表出は言葉とは裏腹に苦悶状であることを経験するが，これは乖離と言うよりも矛盾と呼ぶべきことであって，その矛盾を止揚するものとして考え付かれたものが「対象化の障害」であった。というのは，患者の主観的訴えのごとく感情という〈心的営為〉そのものが「全くなくなった」のならば，それは客観的な表出に反映されて，例えば感情の鈍麻した慢性期の統合失調症患者に見られる，喜怒哀楽を示すことのない冷めた表情などとして示されるはずなのに，実際の患者の表情は苦悶状であり，また時にはそのために自殺をも考えるほどの苦悩が当方に伝えられてくるからである。となると，‘〈心的営為〉そのものは正常であるのに，それがそうとして認識されず，誤って対象化されているのではないか’，筆者にはそう考えるのがもっとも妥当なことと思われたのであった。

さて，そう気付いてみると「体験のあらゆる面において異常が現れる」という第2の特異性も‘なるほど！’と納得できるものであった。というのは，対象化の障害によるものとすれば，〈心的営為〉の形式が知覚，表象，思考，その他のなんであろうと（狭義の営為には入らない〈心的状態〉をも含めて），またそこで限定的に対象化されるものが主体であろうと営為であろうと客体であろうと，体験のすべてにわたって異常が現れることになるからである。

こうして，離人症が対象化の障害によるものであろうという考えは筆者にとってほぼ確実なものと思われるに至ったが，対象化の障害であるとしてもその内実はいかなるものであろうかという疑問が改めて浮かび上がってきた。ここで注目されたのが第1の特異性である「一つの簡潔な用語で表現することがきわめて難しい（何かが失われている）」であった。すなわち，離人症体験のすべてにわたって「何かが失われている」のであって，この何かを「一つの簡潔な用語で表現することがきわめて難しい」のであるが，少なくともこの何かは正常の対象化には伴っているということだけは確かなように思われたのであった。譬えれば，それは空気のようなものであって，失われて初めてその存在が知れるようなものである。筆者はそれが対象化に伴うものであることを考慮して暫定的に「対象性格」（後に「対象化性質」[57]へと変更）と呼ぶことにしたが，離人症体験では正常の対象化には伴っている，この対象化性質が脱落して失われているのだと考えられるのであった。井上[22]の種々の症状名にも示されるように，対象化性質は各々の対象によって区々であり，先にも述べたようにその実体を表現する統一した呼び名を与えることはできないが，これには正常状態では，先の譬えでいえば空気を一々感じ取っていないように，対象化性質を我々がそれとして感じとることができないことも，したがってその脱落態の追体験が不能であることも関係していよう。

以上を要約するに，離人症体験は広くは対象化の障害であり，その内実を今少し限定的に述べるならば‘対象化性質の脱落した対象化’，より簡略には‘対象化性質の脱落態’といえるであろうと結論づけられたのであった。

2．一対のものとしての‘対象化性質の脱落態’と‘対象化性質の幻性態’

以下の論考では，原論文の誤りに対する関由賀子氏の指摘に基づく訂正，それも重要な訂正が加えられている。それは，対象化性質が付与されるものは原論文で記した素材ではなく心的営為であり，諸症状の推定の枠組みは同様に Wernicke の体験の 3 領野（自己精神，身体精神，外界精神）ではなく心的営為を構成する 3 要素（主体，営為，客体）である，との訂正である。筆者が上記した誤りを犯したのは，図 2：p. 12に明示したように，対象化されるものは Jaspers のいう素材ではなく心的営為であるという認識に達していながらも，なおその認識が不徹底であり，ために実際の適用においては不用意に，Jaspers にひきずられて対象化性質が付与されるものを素材としたのであり，さらにその誤りに沿う形で，かつまた元々離人症の考察に端を発した論考であったがゆえに，諸症状の推定の枠組みを Wernicke の3領野としてしまったのである。

　原論文は離人症体験の記述現象学的理解をその当初の目的としたものであって，よって上述のごとく'対象化性質の脱落態'という結論を得て一応の目的は達したこととなった。しかし筆者は，ここでふっと，対象化性質を欠き，心的営為がいわばむきだしのままに体験されたもの，すなわち'対象化性質の脱落態'ないし'実感なき形象'が離人症として存在するならば，それとは対極の形で，心的営為なしに対象化性質がいわばまぼろしとして出現するもの，いうならば'対象化性質の幻性態'ないし'形象なき実感'がありはしないか，と純理論的に着想してみた（表3）。この着想は，それ以前の論文「背景思考の聴覚化―幻声とその周辺症状をめぐって」[46]を執筆した際に，自生内言が思考と聴覚の中間形態ではなく，思考が順次聴覚の属性を帯びていく過程の一移行形態ではないかと着想したのと同じく，まったくの遊び心から発したものであった。

　上記の着想ないし仮説を図示したのが表4である。表4は表3で示した対象化性質の脱落態および幻性態の各々について，実際の症状としてその存在が推定されるものを心的営為（SVO）を構成する三要素，すなわち主体（S），営為（V），客体（O）に分けて示したものである。この表4の諸症状はあくまでも仮説に基づいて推定されたものであるが，■■■をかけた二重心（存在

表3　対象化性質の異常態（脱落態と幻性態）についての理論（文献67より引用）

	正常の対象化	脱落態	幻性態
心的営為	+	+	−
対象化性質	+	−	+

注：正常の対象化においては，心的営為に対象化性質が付与されると考えられる。

感)，二重心（実行感)，および事物に関する実体的意識性：物意識性の3種を除いて，他はこれまでによく知られた症状あるいは十分に知られていないながらも文献上すでに報告された症状であり，この段階ですでに仮説の妥当性がある程度は窺われたのである。以下，個々の症状がいかなる理由によって表4の各々の位置に分類されるのかを説明してみよう。

まず，対象化性質の脱落態，‘実感なき形象’[67]である離人症に関してであるが，主体という要素に関連して推定されるのは，自己の存在が知的には認知されながらもその実感が失われているという体験であり，これは自己精神離人症のうちの存在感喪失に当たろう。次いで営為という要素に関連して推定されるものであるが，これは自己が何らかの営為をなしながらもその実感が失われているという体験であり，これは自己精神離人症のうちの実行感喪失に当たろう。最後は客体という要素に関連して推定されるものであるが，この際には客体を自己身体とそれ以外の外界とに二分して考えるのが妥当と思われる。そして，前者の自己身体に関連して推定されるのは，自己身体の存在が視覚あるいは触覚などの知覚によって感知されながらも，なおその実感が失われている

表4　対象化性質の異常態（脱落態と幻性態）として，その存在が予測された症状（文献67より引用）

		脱落態	幻性態		
		離人症	実体的意識性（広義）		
主　体（S）		自己精神離人症（存在感喪失）	二重心（存在感）		
営　為（V）		自己精神離人症（実行感喪失）	二重心（実行感）		
客体（O）	自己身体	身体精神離人症	外部的形象	身体外空間	実体的意識性による二重身
				身体内空間	体感による二重身
			内部的形象		体感症
	外　界	外界精神離人症：現実感喪失	人ないしその類似物		実体的意識性（狭義）：者意識性
			事物		事物に関する実体的意識性：物意識性

注：［網かけ］をかけた症状はこれまでに報告されていないか，もしくは体験記載があるとしても，それとして十分に認識されてこなかった症状である。

という体験であり，これは身体精神離人症であろう。後者の外界に関連して推定されるのは，外界の存在が視覚あるいは聴覚などによって感知されながらもその実感が失われているという体験であり，これは外界精神離人症ないし現実感喪失であろう。

次に，対象化性質の幻性態，‘形象なき実感’[67]である広義の実体的意識性に関してであるが，議論の都合上，まずは客体という要素に関連した体験の推定から議論を始めよう。離人症の場合と同様に，ここでも客体を自己身体と外界とに二分し，さらに前者の自己身体は外部的形象と内部的形象とに，後者の外界は人ないしその類似物と事物とに各々二分してみる。さて，以上の操作によって4種に区分された客体の各々に関して体験を推定するに，自己身体—外部的形象で推定される体験とは，本来の身体とは別に（‘形象なき実感’という幻性態の定義からして，形象を有する実際の身体をめぐって体験が展開するものではない），自らの身体の全部もしくは一部が何らの知覚の媒介なく感知されるものとなり，これは十分に知られたものではないが，高柳功[96]が記載した見えない二重身 unsichtbare Doppelgänger，あるいは後に石福恒雄[25]がそれをさらに細分して示した実体的意識性による二重身および体感による二重身（身体外空間に定位されたものが前者であり，身体内空間に定位されたものが後者である）であろう。次の自己身体—内部的形象で推定される体験とは，自らの内臓もしくはその類似物が知覚的媒介なく感知されるものとなり，これは体感症 Zönöstopathie として広く知られているものである。外界—人ないしその類似物で推定される体験とは，外界に存する他者ないしその類似物（霊など）の存在が知覚的媒介なく感知されるものと思われるが，これはいうまでもなく旧来の（ここでいえば狭義の）実体的意識性であろう。最後の外界—事物で推定される体験とは，人ないしその類似物以外の事物，例えば物品の存在が知覚的媒介なく，ありありと感知されるものと推定され，症状名を与えるならば事物に関する実体的意識性となろうが，この存在はこれまでに知られておらず，その存否が検証の対象となるものである（狭義の実体的意識性を「者意識性」と呼ぶならば，この事物に関する実体的意識性は「物意識性」と呼びえよう[64)]）。

客体に関する考察を終えて，次に主体という要素に関連した体験を推定してみよう。客体の考察において浮かび上がってきた体験が本来の自己身体とは別の自己身体，本来の外界とは別の外界であることを考慮すると，ここで推定される体験も本来の自分とは別の自分，すなわち‘もう一人の自分’の心の存在が何らの知覚的媒介なく感知されるものと推定され，症状名を与えるならばこれは二重心 Doppelseele，より詳しくいうならば二重心（存在感）ということになろうが，事物に関する実体的意識性：物意識性と同様に，これもまたその存否が検証の対象となるものである。

最後に残ったものは営為という要素に関連して推定される体験であり，ここでもやはり本来の自分でなく，‘もう一人の自分’が「(○○を）している」という実行感が（この場合，実行感がある以上は二重心〈存在感〉の存在そのものは前提的事項となるが，二重心〈存在感〉とは違って実行感に強調点がある）何らの知覚的媒介なく感知されることとなり，症状名を与えるならば二重心（実行感）ということになろう。この症状もまた，その存否が問題となるものである。

以上，「病態を解く」にあたって筆者が着想，仮説したことを2点に分けて述べた。本書はあくまでも精神症候学の方法を論じることを目的としており，よって仮説の検証の詳細は省略するが(興味をお持ちの方は原論文の改訂版にあたる「方法としての記述現象学—〈仮説-検証的記述〉について」[67]を参照のこと)，これまで報告されてきた文献の検討を通して，表4において不明としていた3種の症状が実在し，また離人症と広義の実体的意識性との臨床的合併ならびに広義の実体的意識性に属する諸症状同士の臨床的合併が確認されたのであった（離人症の諸症状同士の合併はあえて論じるまでもなかった)。

検証を終えた後，筆者は改めて表4を眺めていくつかの感慨を抱いたが，その一つを記すならば，離人症に限らず，二重身や体感症，あるいは実体的意識性等のいずれもが，その症候学的位置づけにおいて従来今一つ曖昧なものであったということであり，対象化の障害，ことに対象化性質という概念の導入によって，少なくとも筆者にとってはその曖昧さが一挙に解消し，いわば‘腑に落ちた’といえるのであった。

最後に，「症候は時には穿って診るものである」という本章の副題に関連して，筆者は先に，それは「心的営為の障害」ではなく「対象化の障害」ではなかろうかと考えてみることであると述べておいた。このことに関連して，いささか繰り返しになるがさらに一文を付け加えておきたい。それは，原論文において提出した「対象化の障害」という概念は従来の知覚の障害，思考の障害等々と同列に並ぶ概念ではないということである。というのは，対象化は知覚，思考，その他個々の心的営為のすべてに関わるものであるからであり，したがって知覚の障害，思考の障害等々のいわゆる要素的精神機能の障害，いいかえれば「心的営為の障害」を‘縦軸の精神病理’とするならば，「対象化の障害」はそのすべてを横断して貫く‘横軸の精神病理’といいうるものであって，‘斜に構えて’どころか‘横に構えて’診た結果なのであった。筆者が「穿って診る」といったのは，要はこのことをさしてのことである。

【補遺5】離人症と広義の実体的意識性の臨床的併存はファントム短縮論（安永浩）によって説明できる

東大分院神経科の科長を長く務められた安永先生とは，同じ東大病院ながら本院精神科にいた筆者はあまり接点がなかった。しかし，パターン逆転論からファントム短縮論へと続く，統合失調症の症候論に関する一貫したお仕事ぶりには，この先の自らの姿を重ねて常々筆者は感銘を受けていた。そうした筆者に安永先生のお仕事を本格的に勉強する機会がやってきた。それは1990年の日本精神病理学会第13回大会のシンポジウム「『ファントム理論』をめぐって」で，シンポジストの一人として「ファントム理論」を批判的に論じる役割を与えられたことであった。その当時，東京都精神医学総合研究所にいた筆者はそれこそ一夏，朝から夕までこの仕事に没頭してやっとのこと口演原稿を書き上げたが，ファントム論の難解さのゆえに，筆者の批判論稿「ファントム理論に対する疑義」[57]もいささか難解なものとならざるをえず，自分が書いたものながら今読み返してみてすぐには理解できないところもあるが，最終結論のみは明快であった。それを引用するならば「筆者はファントム短縮論は分裂病症状全般を説明するものではなく，その病初期に見られやすい離人症とその対極である広い意味での実体的意識性の成立，およびそれらの合併的出現を説明するだけのものという結論に到達した」のであった。

ファントム理論への批判が，それとして意図して始めたのではないのにもかかわらず，その前年，1989年に執筆した離人症論と結びついたのは両論文執筆の時間的近接もあり，筆者の関心が容易に離人症との関連付けを促したこともあるだろう。ただ，決定的であったのは，離人症論を執筆していた際に再考した，自我意識も対象意識の一つにすぎないとした〈心的体験〉論であった。細かな議論は省略して，元々の安永先生によるファントム短縮の基本的空間布置（図21）と，その議論の批判の上に立った筆者によるファントム短縮の空間布置（図22）を呈示するが，安永論において対象極fと対象図式Fの複合体であるBを起点としてファントム短縮が測られ，その結果自極ｅと自我図

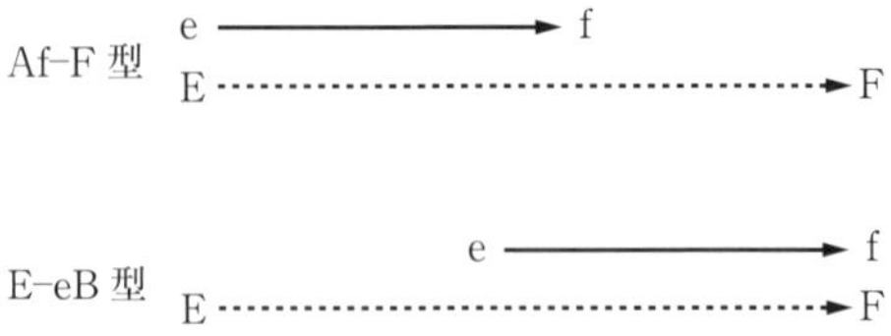

図21　安永によるファントム短縮の基本的空間布置
（文献57より引用）
ここにｅとは自極，ｆとは対象極であり，Ｅとは自我図式，Ｆとは対象図式である。またＡはｅとＥの複合体，Ｂはｆとｆの複合体である。

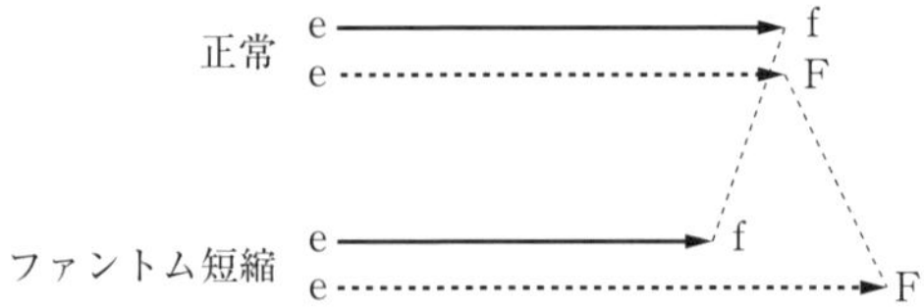

図22　筆者によるファントム短縮の空間布置
（文献57より一部改変して引用）
ここにｅ，ｆ，Ｆは図21と同様である。図21にはあった自我図式Ｅは対象図式Ｆに含まれる。

式Ｅとの間に裂隙が入ることによって生じるとされたE–eB型のファントム短縮はありえないというのが筆者の結論であった。これはひとえに，自我意識を対象意識とは異なる独立したものとみなすか（安永），それとも対象意識の一つにすぎないとみなすか（筆者）の違いであって，筆者から見れば短縮は安永論のAf–F型しか起こらない，ただし安永論とも異なり，短縮は自極ｅと対象極ｆとの間に起こり，自極ｅと対象図式Ｆとの間には逆に延長が起こるというものであった（このｆやＦの中にはいわゆる対象意識のみならず自我意識も含まれる）。下線を引いた，この最後の結論が本文の中で論じた，離人症と広義の実体的意識性の臨床的併存を説明することになったのである（詳細は上記の「ファントム理論に対する疑義」[57]論文を参照のこと）。

第 5 章

自己保存本能の果たす役割
—症候は「自己保存の危機」によっても形作られる—

「自己保存の危機」というキーワードはすでに第2章「認識のフォーカシングと体験の様相—症候は違って見える—」でも出てきたが，このキーワードはそもそも，そこでの論述をも含む，統合失調症に関する筆者の病態心理仮説である「状況意味失認—内因反応」論[56,70]において重要な鍵となっている概念である。それはひとえに，筆者が統合失調症を人間の病ではなくヒト Homo sapiens という動物の病であると考えるがゆえに，なんの抵抗もなく導入された概念なのであるが，本章で取り扱うそれは「状況意味失認—内因反応」論に拠らず，別のことから導かれたものである。というのは，緊張病症候群の症状形成過程を限定的に論じる本章での「自己保存の危機」概念は，緊張病性興奮 katatone Erregung と緊張病性昏迷 katatoner Stupor は各々，動物一般において生命危急的事態において発動される原始反応である運動暴発 Bewegungssturm と擬死反射 Totstellreflex に酷似しているという着想から導かれたものであったからである（最終的には「状況意味失認—内因反応」論に架橋されることになるのであるが）。

例によって原論文である「緊張病症候群の成因論的定義—偽因性原始反応として」[58]を要説するところから論を始めたいと思う。

〈要説〉緊張病症候群の成因論的定義─偽因性原始反応として（1991）

1．緊張病と原始反応の症候学的類似性（Kretschmer, E.）への再着目

本稿は，Kretschmer[34]がそのヒステリー論において指摘した緊張病と原始反応との類似性（「催眠様状態，昏迷，痙攣及び振顫機制その他の反射的，半反射的過程」は「ヒステリーなる一疾患にのみ特有ではなく，〈中略〉緊張病とか，尋常な情動表出形式の亢進した場合とか，下等動物の最も簡単な本能反応（運動暴発や擬死反射などの原始反応をさす：筆者注）においてその近親関係或は類似形式を発見することの出来るものである」）に筆者が再着目したことを出発点とする。上述の引用文にあるように，緊張病と原始反応の類似性についてのKretschmerの指摘は直接的なものではなく，各々がヒステリーに近親ないし類似であることを指摘したものであり，その点でその指摘は間接的なものであったが，そのほかに原始反応についての我々の臨床経験の乏しさ，両者における症状用語の違い，統合失調症内因説の呪縛，Kretschmer「ヒステリー論」の功罪もあって，両者の類似性への着目は従来等閑視されてきたといわざるをえない。しかし，改めて原始反応に関する文献（例えば，内村祐之[99]によるアイヌ民族のイム，拘禁反応の原始反応型とされる爆発反応とレッケの昏迷[32]）を虚心坦懐に読むならば，それらの病像が純症候学的には統合失調症における緊張病症候群ときわめて類似していることには驚くばかりである。

2．原始反応の概念の再整理

統合失調症における緊張病症候群の発現機序の解析において，筆者は原始反応が緊張病症候群と症候学的に類似していることに着目したが，となるとそのためにはKretschmerの提唱した原始反応（生命危急時に際しての下層意志機制hypobulischer Mechanismusによる反応）[35]なるものの概念ないし発現機序を再度整理してみることが有用と思われた。2つの基準があると思えたが，その第1はそれが下等動物からヒトに至るまでの広範な種に認められる既成の反応型vorgebildete Reaktionstypen，すなわち生得的な反応行動様式であること，第2は恐慌反応，驚愕反応という別名に表されているように，それが生

命危急時の自己保存反応であることである。

3. 緊張病症候群の「偽因性原始反応」論

1で述べたようにその現象形態において緊張病症候群が原始反応に類似し，かつ2で述べたように原始反応が生命危急時の自己保存反応であるのならば，もしも統合失調症の病態心理において生命危急的事態が生じるならば，そこでも原始反応が生じ，それが従前，緊張病症候群と呼ばれてきたものであろうという推測は容易に考えられるものである。

はたして統合失調症の病態心理において自己危急的事態が，正確にはその認識が生じ得るであろうか。ここで注目されたものは，筆者がそれまでの論考で到達していた，統合失調症の病態心理仮説である「状況意味失認―内因反応」論[56]である。要約するならばこの仮説は，意識下・自動的認知機構における状況意味認知に関わる部分に可逆的な失調が生じて，ために外的知覚入力および内的表象入力のいずれもが意識下において認知不能となり（状況意味失認），認知不能となった不特定・多岐・非脈絡な入力群がそれ自体は健常な意識上・随意的認知機構へと転送され，次々と反応連鎖（脳力動）を生じて種々の統合失調症症状が形成される（内因反応）というものである（図17：p. 75，図23）が，ここで重要なことは図17に示したように，注意という名の迅速情報処理システムが連結する2段階の認知機構はそれ自体が自己保存を旨とするものであり，その失調は即「自己保存の危機」という認識を招来することである（ここに，カギ括弧を付けて「自己保存の危機」と記したのは，実際にはその危機はなく，それはあくまでも認識上のものにすぎず，偽りのものであるからである）。偽りのものであろうとも，自己保存の危機という認識が生じている以上，その認識から原始反応，ここでは緊張病症候群が生じてくることは，けだし当然のことなのである（付言するならば，生命危急的事態において発する真の原始反応といえども，その生命危急的事態はただに存在するだけでなく，それが主体に認識されて初めて発動するのである）。以上にて，状況意味失認に端を発する統合失調症の症状形成過程で生じる「自己保存の危機」という認識が緊張病症候群を生み出すことが理解されえ

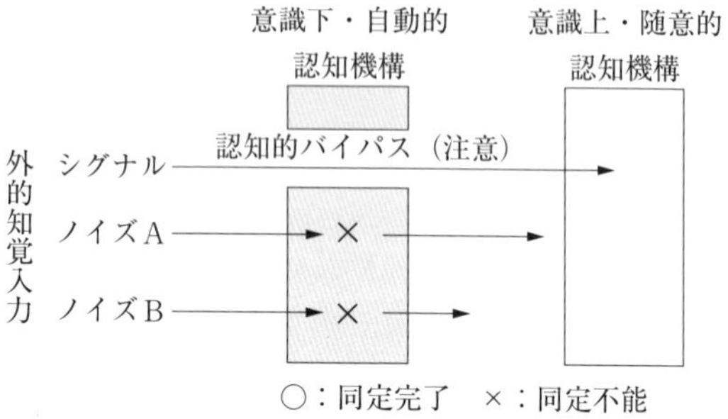

図23　意識下・自動的認知機構が「失調」した際の外的知覚入力の転送（気付き亢進）（文献74より引用）

1．意識下・自動的認知機構が「失調」を起こすと（失認 agnosia），その機構が無傷ならば同定されるはずの外的知覚入力（ノイズA）も同定不能に陥り，結果として意識上・随意的認知機構へ転送されることになる。これが気付き亢進という症状を形成することになる。
2．意識上・随意的認知機構へ転送された外的知覚入力は，その不特定・多岐・非脈絡性のために，意識上・随意的認知機構は無傷でありながらも統合不能に陥る（→妄想気分→妄想知覚／被害妄想）。
3．二重の意味で自己保存的に機能していた意識下・自動的認知機構の「失調」は，即「自己保存の危機」という‘誤った’意識下・無自覚的認知を生じる。その認知の直接的現れが緊迫困惑気分であり，発展して対他緊張を生じる。

ようが，その認識はあくまでも偽りのものであるということを考慮すると，緊張病症候群は偽因性原始反応と呼ばれることが妥当と思われる。

なお，「自己保存の危機」という認識は，意識下において無自覚的にも，また意識上で自覚的にも生じるが，このことは緊張病状態を脱した後の聴き取りにおいて，緊張病状態の背後に病的体験がまったく聴き取れない場合があることや，逆に活発な幻覚や妄想があったと判明する場合があることと対応していよう。

Ⅰ．行動を観る

これまでの各章においてはこの節のタイトルは「体験を聴く」であったが，緊張病症候群を取り扱う本章のみは「行動を観る」が適切であり，そしてその行動観察の対象となるのは緊張病性興奮ならびに緊張病性昏迷と，原始反応である運動暴発ならびに擬死反射であろう。両者の類似性への再着目が本章の出発点であった以上，両者の状態像を各々仔細に紹介し対比するのが筋であろうが，筆者の注目が「緊張病症候群は原始反応に似ている」であり（筆者が精神科医となったのは統合失調症の軽症化や緊張病状態の減少が囁かれ始めていた1975年であったが，それでもなお緊張病性興奮は頻繁に目にしたものであり，緊張病性昏迷も稀には見かけたものである），少なくなってきたとはいえ緊張病状態を観た経験は精神科医ならば誰でもあることであり，よってここでは緊張病症候群の行動観察は省略し，原始反応の状態像のみを取り上げることにする。

といっても，原論文で取り上げた内村[99]によるアイヌ民族のイム，拘禁反応の原始反応型とされる爆発反応とレッケの昏迷[32]の紹介を再度しようというわけではない。そうではなく，それらの論文を読んだ時に，筆者をして‘ふむふむ，なるほどなるほど’と納得させた，筆者の個人的な経験を語ろうというのである。以下，それを記そう。

原始反応のことを学んで「そうだったのか！」と納得できたことがいくつもあった。その１つは蝿にまつわる幼い頃の思い出で，その当時は夏になると魚屋や生ものを商う商店ならずとも民家でもたくさんの蝿が飛び交っていたものである。卓袱台に止まったところを，あるいは一定の軌道で空中を旋回しているところを狙いすまして蝿叩きで打つのであるが，打ち損じるとその蝿はあたりかまわず無軌道にブンブンと飛び回って，そうなるともう暫くはその蝿を打ち落とす機会は巡ってこないのであった。また，蝿叩きが当たったわけでもないのにストンと真下に落ちる蝿もいて，その「死骸」を掴む紙を捜してきてやおら近付くと，その瞬間にその蝿は急にムクッと体を起こして飛んでいってしまうこともよく経験したものである（だから，その場合には大急ぎ，押っ取り刀で掴まなければならないのであった)。また蝿と同様であるが，庭に向けて開け放たれた客間に時折鬼やんまが入り込んできて，辺りを睥睨するかのようにスイーっと飛んでは暫く羽ばたきしながら空中で静止し，またスイーっと飛んでやおら外へ出ていくのであるが，捕まえようと障子を閉め立て捕虫網で追い掛けまわすと，バタバタと辺りかまわず飛び回ってなかなか捕まえるのが困難なのであった。また筆者自身の，文字どおり身に起きた，いわゆる腰を抜かした経験も忘れがたい思い出である。それは筆者が群馬大学精神科に勤めていた頃のことで，夜の10時頃であったろうか，その時間だと誰もいない，そして灯りといえば夜間出入口の在り処を示す灯りしかついていない暗くて古い外来棟の公衆電話で，電話機のそばのソファーに座って電話していたところ，見ず知らずのうら若い女性が一人奥の方からゆったりとした足取りでやってきたのであった。そして筆者の前を通り過ぎようとしたその瞬間に，その女性ははたと立ち止まり，筆者の方へ顔だけ向けてニターっと笑いかけ，すぐに顔を戻してそのまま何事もなかったかのように夜間出入口から出ていったのであった。その瞬間，筆者の全身にはゾゾーっとした戦慄が走り（はたして文字通り‘総毛立った’か否かは確とは覚えていないが，まさにその感じ），口はアワワワーっとなって声も出ず，そして立ち上がろうにも足腰にまったく力が入らず，‘腰を抜かしてしまった’のである。擬死反射のことを驚愕反応，恐慌反応とも呼ぶが，筆者はその事態にまさに驚愕し，恐慌をきたしたのであった（幽霊とは思わないが，一体あれは何だったのだろうという思いは今も残っている）。

以上の経験談のうち，蝿や鬼やんまがブンブン，バタバタと飛び回るさまが運動暴発であり，蝿がストンと真下に落ちて動かず，まさに‘死んだふり’をしているか如きさまが擬死反射であり，筆者に生じた，驚愕・恐慌のあまりの失声，失立・失歩も不全型ながら擬死反射と見なせようか。

Ⅱ．症候を読む

運動暴発や擬死反射という行動の本質的特徴は何か。上述の蝿の行動が範例的であるが，運動暴発とは規則性のない位置移動 irregular locomotion（その点では運動乱発と呼んだ方が適切である）であり，逆に擬死反射とは位置移動のみならず身体のすべての動きの消失 motionlessness（ゆえに死の擬態，すなわち擬死）である。

用語を変えて，動物における irregular locomotion，motionlessnessの意味ないし目的を問うことにするが，筆者が「打ち損じるとその蝿はあたりかまわず無軌道にブンブンと飛び回って，そうなるともう暫くはその蝿を打ち落とす機会は巡ってこないのであった」と述べたように，irregular locomotionは一時の静止もない位置移動によって外敵からの追尾を避けさせるのであり，motionlessnessとは「その『死骸』を掴む紙を捜してきてやおら近付くと，その瞬間にその蝿は急にムクッと体を起こして飛んでいってしまう」と述べたように，死を擬装することによって外敵の攻撃を束の間停止させて，逃走するために時間稼ぎをするのである[注9)]。

以上，その方法は異なるとはいえ，運動暴発と擬死反射の意味ないし目的とするところは，圧倒的な外敵の攻撃という生命危急的事態において，自らをその攻撃から逃れさせること（自己保存反応）にあると思われる。

注9）誰が言い出したか知らないが，山道で熊に出会ったら死んだふりをすると助かると聞いたことがある。しかし，意図して死んだふりをしても駄目なのであって，助かった人には一切の動きも反応も消失した擬死反射が起き，ために熊は死んだものとしてすぐには襲わなかったのであろう。また，筆者に生じた‘腰を抜かす’という体験は上述の目的を達しないどころか，攻撃目標の静止という，攻撃者にとっては格好の標的を与えることになるのであり，先に「不全型ながら擬死反射」とは述べたものの，擬死反射に不全型が存在するであろうかという疑問を投げかける。

Ⅲ．病態を解く

1．原始反応と緊張病症候群の類似性―相似態か，それとも相同態か？

原論文ならびに本章の目的は緊張病症候群の成り立ちの解明にあるのにもかかわらず，筆者は「Ⅰ．行動を観る」，「Ⅱ．症候を読む」において，もっぱら原始反応である運動暴発と擬死反射の説明に紙数を費やしてきた。それは最初に述べたように，「緊張病性興奮と緊張病性昏迷は各々，動物一般において生命危急的事態において発動される原始反応である運動暴発と擬死反射に酷似している」からであり，ゆえに運動暴発と擬死反射の解明が緊張病性興奮と緊張病性昏迷の解明の手がかりになると考えられたからであった。運動暴発と擬死反射は今やその本質的特徴が irregular locomotion および motionlessness と把握されることになったが，読者各自，改めて緊張病性興奮と緊張病性昏迷という状態像を思い起こしていただけるならば，それらもまた各々 irregular locomotion および motionlessness を本質的特徴とするものであることが納得していただけることと思う。

となると，運動暴発と緊張病性興奮との類似性，および擬死反射と緊張病性昏迷との類似性はたんに表面的な現象が類似しているだけの相似態なのか，それともそれ以上にそれらの形成機序も同一の相同態なのかという疑問が生じてくる。というのは，もしもたんなる相似態にすぎないのであるならば，形態が類似しているからといって，それはなんら形成機序を解明することには繋がらないからである。よって，相同態，すなわち緊張病性興奮および緊張病性昏迷もまた運動暴発と擬死反射と同じく自己保存反応である，言い換えるならば自己保存の危機という認識に起因するか否かということが問われなければならない。この問いは一見したところすぐに否定されることになるが，それというのも統合失調症という疾患においては文字通りの意味での自己保存の危機は存しないからである。

2.「自己保存の危機」という認識の存在

以上のような設問を立てながら論を進めてくるならば，ここで統合失調症の病態心理の中に自己保存の危機そのものはなくとも，自己保存の危機という認識が生じるか否か（ここでは，原始反応も自己保存の危機そのものではなく，主体によるその認識に基づくことを思い起こすべき），改めて考察をしなければならないが，筆者は原論文[58]に先行してすでに統合失調症の「状況意味失認―内因反応」仮説[56]をものしており，その仮説の中で〈「自己保存の危機」の意識下・無自覚的認知〉ならびに〈「自己保存の危機」の意識上・自覚的認知〉は重要な鍵概念であったのであり，ここでそれらの概念と，上記した原始反応との形態的類似性から導かれていた，自己保存の危機という認識の存在の推定は容易に架橋されることになったのである。

以下，その段の説明は原論文[58]から一部改変して引用することにする。

①２段階の認知機構（図17：p. 75）

認知機構は認知的バイパスとしての注意が両者の合理的・有機的連結をはたしている２段階のもの，すなわち意識下・自動的認知機構と意識上・随意的認知機構とによって構成される。認知機構への入力のうち，当初より注意が向けられている入力，すなわちシグナルに対しては認知的バイパスが開かれており，その入力は意識下・自動的認知機構を経ずして，初めから意識上・随意的認知機構で処理され，ために迅速な情報処理が行われる。他方，注意が向けられていない入力，すなわちノイズはすべて，いったん意識下・自動的認知機構で処理を受け，同定可能な場合はそこで情報処理は完了するが，同定不能の場合にはその入力は意識上・随意的認知機構へと転送され，そこで再度の処理を受けることになる。その際，その入力が意識上・随意的認知機構へ達するや否や，認知的バイパス（注意）はその入力に対して開かれる。上記の認知機構への入力にはあらゆるものが含まれる。すなわち，外的知覚（五感によってとらえられる外界情報や身体感覚）と内的表象（観念，心像，記憶，感情など）の一切である。

②即物意味 vs. 状況意味（表２：p. 77）

個々の入力は各々以下の二面について処理を受ける。第１は即物意味であり，それは「その対象は何であるか」というものであり，第２は状況意味であり，それは「その対象はその状況の中で何を意味するか」というものである。例えば，路上の財布を眼にして「それは財布である」と判断されるのが即物意味であり，「それは誰かがうっかりして落としたのだろう」と判断されるのが状況意味である。この例からもわかるように，各々の認知の判断原理は，即物意味では単体的認知で決定性であり，状況意味では統合的認知で蓋然性である。

③認知機構の原初的役割（図17：p. 75）

先に注意とは認知的バイパスであると述べたが，言い換えるならばそれは迅速情報処理システムである。それというのも，動物（人間もヒト Homo sapiens という動物である）において最も注意が要請されるのは外敵に対峙した際であって，逃避するにしろ反撃するにしろ外敵の動静を逸早くキャッチすることが必要であり，このことを考えるならば，意識下・自動的認知機構に空いた穴，すなわち認知的バイパスとは外的知覚入力を意識下・自動的認知機構を経ずしていきなり意識上・随意的認知機構で処理する，すなわち迅速かつ的確な情報処理を行うシステムであると考えられるからである。ここに注意の原初的役割は自己保存にあると考えられたのであったが，そのことを考慮するとその注意が有機的連結をもたらしている上述の２段階の認知機構の原初的役割もまた，自己保存にあると考えられるのである。このことはたんに注意という機能からの推測だけでなく，実際意識下・自動的認知機構の存在は二重の意味で自己保存的であるからである。すなわち，一つは内に対するもので，意識野が環界からの絶え間ないノイズに撹乱されるのを防ぐという意味であり，二つは外に対するもので，意識的関与なく外界の変化をキャッチするという意味である。弱肉強食の譬えを引くまでもなく，動物社会においては自己保存は至上命令の課題であるが，前者なしには獲物を追い求め続けることは不可能となろうし，後者なしには外敵の出現をキャッチできず，自らがすぐに獲物となり果ててしまうことになろう。動物社会を例にとって論じてきたが，いかに進化したとはいえ，動物に属する我々ヒト Homo sapiens においてもこのことはあてはまるものと考えられ，また少なくとも太古の人間にとってはこのことはまさに現実のことであったろう。

④状況意味失認（図23）

上述の認知理論を前提として筆者が統合失調症の一次的障害と考えたものは，意識下・自動的認知機構における状況意味の認知に関わる部分の障害，すなわち状況意味失認である（誤解なきように注釈すると，この場合の「失認」とは視覚物体失認のごとき通例の症状概念としての失認ではなく，障害概念としての「失認」であり，それは意識下で生じたものであるだけに，そのままでは症状として顕現するものではない)。この仮説は，統合失調症の初期症状の一つである気付き亢進（不意に起こる要素的な音声や視野内の何気ない物や動きなど，種々の些細な知覚刺激が意図せずに気付かれること）が妄想気分へ，さらには妄想知覚（Schneider, K.[83]の二節性理論によれば，「知覚は正常であるが，その意味づけにおいて誤ったもの」とされるが，筆者の認知理論ではそれは状況意味誤認と理解される）へと発展するとの仮説の論証の中で提出されたものであるが，後にそれは大部分の初期症状の発現とそれらの極期症状への進展をも説明しうるものであることが論証され，より包括的なものとなった。

⑤「自己保存の危機」の認知

状況意味失認に端を発する統合失調症の症状形成過程において，「自己保存の危機」という認識は二度にわたって形成される。一つは意識下においてであり，意識下・自動的認知機構での状況意味失認という障害そのものによって個々の情報入力の状況意味の同定が不能に陥るために，「自己保存の危機」が無自覚的に認識される場合であり，二つには意識上においてであり，意識下での状況意味失認によって二次的に意識上・随意的認知機構へ転送された情報入力に対して，今度は認知機構は正常であるとしても転送されてきた入力の不特定・多岐・非脈絡性のゆえに状況意味の同定が不能に陥り，「自己保存の危機」が自覚的に認識される場合である。なお，ここにおいては状況意味の同定不能は即「自己保存の危機」という認識を招来することが前提とされているが，これは先の認知理論で述べたように認知機構の原初的役割が自己保存にあると考えられているからである。「自己保存の危機」という認識とは，言い換えれば現在の状況が患者にとって「生命危急的」であるという認識であり，「原始反応は生命危急時の自己保存反応である」に照らし合わせると，ここに統合失調症においても原始反応が生じうることが理解されえよう。筆者が，統合失調症における緊張病症候群もまたある種の原始反応であると確信するのは，原始反応発現のこうした土台が統合失調症の病態の中にあるからである。

以上，「状況意味失認—内因反応」仮説という，筆者の提唱する統合失調症の病態心理仮説の中では，「自己保存の危機」の認識が意識下・無自覚的に，はたまた意識上・自覚的に生じることが理解されえよう。その認識が生じる以上，統合失調症の症候として緊張病症候群，そのじつ原始反応が生じてくるのは当然のことなのである（緊張病症候群から寛解した患者に対する面接で，興奮ないし昏迷の時点での内的体験をまったく聞き出せえない患者と逆に幻覚や妄想など活発な病的体験を聞き出せる患者とがあるが，前者はその認識が意識下・無自覚的に生じた場合であり，後者はその認識が意識上・自覚的に生じた場合と推測される）。

3.「偽因性」の拠ってきたるところ

最後に，統合失調症における緊張病症候群を筆者は偽因性原始反応と呼んだが，その「偽因性」の拠ってきたるところを説明しておきたい。その訳は，統合失調症における緊張病症候群，そのじつ原始反応の発動は，カギ括弧を付けて表現したように「自己保存の危機」という誤った認識，偽りの原因に基づくにすぎず（ゆえに偽因性），実際の，真の生命危急的事態が存するのではないからである。実際の，真の生命危急的事態によって，正確に言えばその認識によって生得的な反応行動様式として発動される原始反応は，外敵からの逃走という意味，目的を有しているのであるが，偽因性原始反応としての緊張病症候群の成立には実際の外敵はいないのであり，ゆえにまったくの無意味，無目的な irregular locomotion，motionlessness であって，言葉は悪いが‘独り相撲’なのである。もちろん，この‘独り相撲’の責は患者にあるのではなく，ヒト Homo sapiens を含む動物一般にあまねく内在されている原始反応という生得的な反応行動様式と「状況意味失認―内因反応」という統合失調症の病態心理が接点をもったがゆえである。

【補遺6】ヒステリーとは精神危急反応である

上記のごとく，原始反応との症候学的類似性に始まる緊張病症候群の成因論的考察から，筆者は緊張病症候群とは偽因性原始反応であるとの結論を得た。原始反応も緊張病症候群もともに生命危急時に生じる自己保存反応なのであるが，原始反応の場合には認識のレベルにおいて，すなわち主観的にばかりではなく，現実のレベルにおいて，すなわち客観的にも生命危急的事態があってのことであるが，緊張病症候群の場合にはその生命危急的事態とはあくまでも主観的なものであって，客観的にはそうした事態は存在しないのである。以上のことを考慮すると，原始反応は生命―客観的自己危急反応，緊張病症候群（偽因性原始反応）は生命―主観的自己危急反応と呼びえよう。

さて，筆者は第5章の原論文を著した4年後にヒステリー論を書く機会を得た。そこで著した論文が「自己危急反応の症状スペクトラム―運動暴発，擬死反射，転換症，解離症，離人症の統合的理解」[63]であり，さらにその2年後には続編「解離症の症候学―精神危急時における＜葛藤主体の隠蔽＞の諸相」[66]を著したが，これらの論文は緊張病症候群の理解と同様に，ひとえにKretschmer, E.『ヒステリーの心理』[34]の原始反応論に負っているのである。先にも述べたように，原始反応とは生命―客観的自己危急反応であり，危急的事態を客観的危急的事態にとどまらず主観的危急的事態にも拡大して得られたものが緊張病症候群であった（生命―主観的危急反応）。そして，ヒステリーに対する筆者の理解は上記とは別に，危急的事態を生命危急的事態にとどまらず精神危急的事態にも拡大したものであった（この場合には客観的，主観的を問わず，一括して精神危急反応と呼ぶ）。ただし，この拡大は徒な拡大であってはならず，筆者は第1に症状の前形成性ないし生得性，第2に自己防衛という目的志向性ないし合目的性という2つの症状特性があることを条件とした。そして，この定義と条件を満たすものとして挙げられたものが転換症（転換型ヒステリー），解離症（解離型ヒステリー）および離人症（離人神経症）であった（表5）。なお，ここで挙げた第2の症状特性である「自己防衛という目的志向性ないし合

表５　自己危急反応の症状スペクトラム
（文献63より引用）

	生命危急的事態	精神危急的事態
客観的危急的事態	運動暴発 擬死反射 （原始反応）	転換症 （転換型ヒステリー） 解離症 （解離型ヒステリー） 離人症 （離人神経症）
主観的危急的事態	緊張病性興奮 緊張病性昏迷 （緊張病症候群）	
	↓	↓
（症状形成の目的）	生命危急的事態からの脱出	精神危急的事態の隠蔽

表６　解離症における各種病態の状態像と〈葛藤主体の隠蔽〉の諸相（文献66より引用）

病態	状態像			
心因性健忘〔全生活史健忘を除く〕	限局性健忘	（もうろう状態）		
遁走		分別もうろう状態		
心因性もうろう状態〔ガンゼル症候群を除く〕		もうろう状態		
全生活史健忘			自己ならびに来歴の健忘	
ガンゼル症候群				偽幼児症
多重人格			〔自己ならびに来歴の健忘〕	自己ならびに来歴の否認と創出
		↓	↓	↓
	葛藤そのものの事後的被包（無意識）化	①現在の意識野からの葛藤の排除	②葛藤主体としての自己の不認知	③葛藤主体としての自己の変容

（①②③→）葛藤主体の隠蔽（狭義の解離症）

目的性」について述べるならば，それは総じて精神危急的事態の隠蔽であって，個々には転換症（転換型ヒステリー）は葛藤対象の隠蔽を，解離症（解離型ヒステリー）は葛藤主体の隠蔽を図ろうとしたものであり，そして離人症（離人神経症）は転換症とは違って苦悩の対象・客体が心理的葛藤にあることを正しく認識しつつ，他方において解離症とも違って自らがその苦悩をまさに主体的に引き受けつつも，苦悩の現実感，迫真性を減じようとしたものであると理解されたのである。

併せのべておくが，いまや「葛藤主体の隠蔽」ととらえられた解離症には種々の病態があるが，それらは並列的なものではなく，「葛藤主体の隠蔽」の巧緻化に応じて段階的に区分されるものである（表6）[66]。

第 6 章

逆ジャクソニズムという考え方
—症候は騙されて作られる—

序論「心的体験，精神症候，病態心理」で述べたように，病態心理とは「個々の精神症候，一定のまとまりのある精神症候群，究極的にはある特定の疾患で出現するすべての精神症候の形成を説明する心理学的機序」であるが，これまでの第1〜5章で論じてきたのは，主として統合失調症で出現する，いくつかの精神症候ないし精神症候群の病態心理であった。しかし，本章で論じるのは，今現在筆者が統合失調症のすべての精神症候（ただし，いわゆる陰性症状は除く）の形成を説明する病態心理と考えている状況意味失認—内因反応仮説 situational meaning agnosia-endogenous reaction hypothesis[56,70]のもとをなした，妄想知覚／被害妄想の形成を説明する「状況意味失認—偽統合反応」論である。筆者はこの論を統合失調症症候学に関する第2論文「背景知覚の偽統合化—妄想知覚の形成をめぐって」[47]で展開したが，本章ではその着想の源が奈辺にあったかを論じたいと思う。

ただ，これまでに執筆した諸章の原論文は第1章の「背景思考の聴覚化—幻声とその周辺症状をめぐって」論文[46]を除いてはすべて，本章の原論文以後の執筆であったがゆえに，これまでの諸章においても本章のエッセンスは一部触れてきており，したがって本章はすでにこれまでの諸章で触れたことを再論する趣があることを最初にお断りしておきたい。

さて，本章の主題にある「逆ジャクソニズム reverse Jacksonism」という用語は，寡聞にして知らないがこれまでに誰かによってすでに用いられたものかもしれない。しかし，筆者にとってはこの用語は本章の原論文の執筆を通して到達した概念であって，精神症候形成の一つの機序の新発見なのであった。周知のごとく，ジャクソニズム Jacksonism とはイギリスのてんかん学者ならびに神経学者である Jackson, J.H.[26] が Croonian lectures で「神経系の進化と解体」と題して発表した，神経系の解体に基づく症状構成の理論である。それは次の二つの基本原則から構成されているが，その第 1 は解体は最も組織されていない，最も複雑な，最も意識的な最上位中枢から，最もよく組織され，最も単純な，最も自動的な最下位中枢へ向かって進展していくこと，第 2 は症状は破壊された上位中枢の活動抑止による陰性症状と健常な下位中枢の抑制解除による陽性症状から構成されるというものである。この理論は神経疾患の症状を説明する上ではある程度成功したといえるが，しかし一方ではこの理論，ことに第 1 の原則に対しては鋭い批判がなされたのも事実であり，例えば Guiraud, P. は「損傷はいつも機能の解剖学的組織の頂点をおかすとは限らず，…実際には病的原因は局所親和性等に応じて，ジャクソンが強固に組織されていると主張する下位段階を選択的におかすこともある」と述べている[2]。筆者の述べる「逆ジャクソニズム」とは，Guiraud の文言にあるように障害が下位中枢に生じた場合には症候はいかにして形成されるのか，その症候形成機序をさしたものであるが，その内容は本章の中で追々明らかにするつもりである。

例によって，まずは原論文[47]を要説して紹介するが，この論文は筆者の統合失調症症候学研究における最も基本的な論文であるがゆえに，要説とはいえ，いささか詳細となり，したがって解題ともなる後の本文とも重なることをお断りしておく。

〈要説〉背景知覚の偽統合化—妄想知覚の形成をめぐって（1986）

妄想知覚はSchneider, K.[83]の二節性理論以来，記述現象学的には思考の障害として，すなわち知覚は正常であるが，その意味づけにおいて誤ったものと解されており，その発生的了解に関しては，それ以上さかのぼって了解することのできない原発症状とされている。思うにこれは，記述現象学派が明々白々な完成した症状の分析を出発点としたことと，発生的了解の概念をあくまでも常識的枠内にとどめたことによるものと思われる。筆者は従来の記述現象学の方法に対するこうした批判をふまえて，症状分析の出発点をいまだ明瞭な形をとっていない初期症状におき，さらに発生的了解の枠を拡大して，その解釈を情報処理理論に基づく認知心理学的理解に求めることによって，妄想気分や妄想知覚という顕在化した，完成的な症状の発現は，障害された下位機能に対する健常な上位機能の反応であることを論証したいと思う。

1.〈背景知覚による注意転導性の亢進〉—妄想知覚の原初形態として

筆者は妄想知覚の原初形態として〈背景知覚による注意転導性の亢進 heightened distractibility〉（後に気付き亢進 heightened awareness と改称[55]）に注目した。症例1，2，3の3症例を呈示したが（文献47参照），ここに〈背景知覚による注意転導性の亢進〉とは，周囲の些細な物音や視野の周辺部のわずかな変化など，通常はほとんど意識化されることのない知覚対象（注意が向けられていないという意味で背景知覚）によって容易に注意が転導されることをさしたものであり，すでに英語圏では exaggerated state of awareness（MacDonald, N.[36]）， perceptual enhancement (Crider, A.[9]), heightened distractibility (McGhie, A. & Chapman, J.[38]), deficits in focusing attention and concentrating (Freedman, B.J.[13]) などと呼ばれて，統合失調症の初期症状の中心をなすものとして十分に指摘されてきたものであるが，意外なことにわが国ではほとんど注目されておらず，近年中井久夫[43,44]の指摘する「微分回路的認知」，徳田康年[98]の「‘気になる’という体験」を挙げうるだけであろうか。類した用語に知覚過敏があるが，これにはここで問題にしている〈背景知覚による注意転導性の亢進〉と，いま一つ感覚強度の増大を意味しており，一致するものではない。両者は，臨床例においてそうであるばかりではなく，正常状態にあるわれわれ自身の了解しうる範囲内においても，相伴って現れることが多いが，筆者がここで注目したのはあくまでも〈背景知覚による注意転導性の亢進〉である。そしてこの症状は，従来注意機能の障害（随意的注意の低下ないし不随意的注意の亢進）として理解されてきたものである。

2. 筆者の認知仮説

妄想知覚の原初形態として〈背景知覚による注意転導性の亢進〉に着目したことを述べたが，その発展として妄想気分が，さらには妄想知覚が発現してくることを論証するにあたっては，その前提として認知（文字通り「認め知る」の意）というものについて議論しておく必要があろう。筆者はこれを認知対象，認知機構，注意の機能の 3 点に分けて述べる。

①認知対象（表 2：p. 77）

まずは認知される対象とはいかなるものかであるが，それには「その対象は何であるか」という即物意味の認知と「その対象はその状況の中で何を意味するか」という状況意味の認知とがある。例えば，道路に財布が落ちているとして，そこを通りがかった人がそれを認めて「それは財布である」と判断するのが即物意味の認知であり，続いて「多分，それは誰かがうっかりして落としたのだろう」と判断するのが状況意味の認知である。そして各々の認知原理は，即物意味については「明らかに，○○である」という決定性であり，かつそれのみで判断される単体的認知であるが，状況意味については「多分，△△であろう」という蓋然性であり（先の道路上の財布を例にとれば，「多分，それは誰かがうっかりして落としたのだろう」というのがもっとも蓋然性の高い判断であるが，猜疑心の強い人は「誰かが自分の道徳心を試そうとして，わざと財布を置いたのではないか」と考えるかもしれない。そしてそれはあながち否定されるものでもない），かつ状況全体の統合的理解をまって初めてなされる，つとに統合化機制の強い認知，すなわち統合的認知である（再び道路上の財布の例を挙げるならば，それが道路に落ちているからこそ「誰かが落としていったのだろう」と認知されるのであって，同じ財布であってもそれが机の上にあるのならば，落とし物として交番に届け出る人はいないであろう）。

②認知機構（図17：p. 75）

以下に述べる認知機構論はごくごく日常的な経験から想定されたものである。

筆者は認知過程には意識下・自動的認知機構と意識上・随意的認知機構との2段階があり，両者は有機的に結合し，合理的に機能していると考えている。この説明のために，人の話し声が周囲に満ちた喫茶店で他人と会話しているという場面を考えてみよう。そういう場所にテープレコーダーを置いて，後に聞いてみるときわめて雑多な音声が記録されており，相手との会話が聞き取りづらいのに驚かされる。しかし，実際の場面では人は難なく相手と会話を楽しむことができる。これはカクテルパーティ効果と呼ばれ，選択的注意の範例とされるものである。しかし，そうした注意の選択性にもかかわらず，隣に一人で座って静かにコーヒーを飲んでいた人が急にクスクスと笑いだすと，人は「おや，何だろう」とその新しい出来事に注意を向ける。このことは，注意の選択性によってそれまで意識化されていなかった背景知覚もけっして認知的処理を受けていなかったわけではないことを示している。事実は，意識下で自動的に認知的同定が完了され，ゆえに意識化には至らなかったものと思われる。それでは，隣人のクスクス笑いは何故に意識下での自動的処理にとどまらず，意識化され，注意が向けられたのであろうか。筆者の考えるところ，その理由はその対象が図として，それ以外の対象が地として構成される状況全体の中で，それらの対象の示す意味（すなわち状況意味）が同定されえなかったことにほかならない。意識化され，注意が向けられた次に起こることは何であろうか。人は不随意的に注意がひきつけられた対象に，今度は意識的に注意を向けて（随意的注意），情報を得ようとする。そして，ただコーヒーを飲んでいるとばかり思っていた隣人が，いつの間にか漫画本を読んでいるのを見い出してクスクス笑いの意味を納得し，そして再び相手との会話に戻っていく。

以上は，意識下・自動的認知機構で状況意味の同定が不能の際に起こる過程を例示したものであるが，同様のことは即物意味の同定ができないときにも起こる。「幽霊の正体見たり枯れ尾花」という有名な川柳があるが，この川柳はそのことをあますところなく伝えている。暗夜にボーとした人影らしきものが見えると，人の注意は恐怖心を伴って即座にそれにひきつけられる。息をひそめ，目をこらしてそれを見入る。そしてそれがただの枯れ果てた尾花のように，昼間であれば何の恐怖心をも引き起こすものではないとわかってホッとする，というような経験は誰しももちあわせているだろう。つまり，暗闇はその明度の小ささのために対象の即物意味の同定を困難にし，よってその対象が注意をひきつけるのである。

以上，日常的なエピソードを例にとって，認知過程が2段階から構成されるものであり，そこには有機的に連結された意識下・自動的認知機構と意識上・随意的認知機構とがあることを述べた。

③注意の機能（図17：p. 75）

注意という精神機能を考えるにあたって，筆者は生態論的観点からヒト，さらには動物におけるその役割を考えるところから出発した。高度に文明化した現代社会においては注意という機能の用途は多種多様に及ぶが，その原初的機能は原始社会を想像することによって端的に浮かび上がってくる。いまだ巨大動物が棲息し，ヒトが狩猟や採集によって生活していた時代には，注意はもっぱら外敵から身を守り，あるいは獲物を捕らえることにおいて最大に機能したに違いない。というのは，動物社会においては「弱肉強食」はいまだ現実のものであり，獲物を捕らえることにおいてもそうであるが，まずは外敵から身を守ることこそ生きていく上での至上命令であろう。外敵に対峙した際，逃避するにしろ，反撃するにしろ，その次に要請されるのは機敏な反応であるが，そのためにこそ外敵の動静に注意をはらう必要があるのである。以上のように，生態論的観点を導入するならば，最も原初的な注意の役割とは外敵の動静を逸早くキャッチし，それに続く機敏な反応を用意するものであり，そしてそれは自己保存本能に基づくものであると考えられるのである。したがって，情報処理という面から眺めるならば，注意とは情報の迅速処理にとって必須のものと考えられる。

以上の結論を先に述べた2段階の認知機構論の中で定義し直すならば，注意とは意識下・自動的認知機構に開いた‘穴’，すなわち認知的バイパス cognitive bypass ということになる。これは特定の外的知覚入力を意識下・自動的認知機構を経ずして，意識上・随意的認知機構へ導くものであり，情報処理のスピードアップを図るものである。注意の向けられた対象（前景知覚ないしシグナル）に対しては，当初より意識上・随意的認知機構へのバイパスが開けられており，迅速な情報処理が行われるが，これに対して注意の向けられていない対象（背景知覚ないしノイズ）はまず意識下・自動的認知機構で照合を受け，即物意味や状況意味の同定が不能の際にのみ，二次的に意識上・随意的認知機構へ転送される。この際，二次的に意識化された対象に対しては，即座に，かつ自動的にバイパスが開けられ，意識上・随意的認知機構において再度の照合を受けるものと考えられる。したがって，その情報処理は当初より注意の向けられていた前景知覚ないしシグナルの処理に比して格段に遅いものとなる。

最後に，筆者の述べる意識下・自動的認知機構と注意の概念に属する旧来の用語との関連を述べておくが，これはBroadbent, D.E.[7]のフィルター理論 filter theory（図16：p. 75）についてその実体概念を提出したものであり，またNeisser, U.[75]の前注意過程 preattentive process を言い直したものである。ただ筆者がいわんとするところは，それらは注意という概念で理解されるべきものではなく（注意という概念は先に述べた認知的バイパスに限定されるべきものである），認知機構の一部として理解されるべきものであるということである。

3. 状況意味失認：〈背景知覚による注意転導性の亢進〉の成因（図23：p. 126）

上記の筆者の認知仮説に基づけば，〈背景知覚による注意転導性の亢進〉にどのような認知心理学的解釈が与えられるであろうか。すでに例を挙げて述べたように，正常の認知過程において背景知覚が意識化されるのは，即物意味の認知であれば対象そのものに関する情報の不足（「幽霊の正体見たり枯れ尾花」の例では明度の小ささによる形態の識別困難）によって，また状況意味の認知であれば対象の背景をなす状況に関する情報の不足（先の喫茶店のクスクス笑いの例では，隣人が漫画本を読んでいることを知らなかったこと）によって，意識下・自動的認知機構において同定が完了しない時である。それでは統合失調症で見られる〈背景知覚による注意転導性の亢進〉においても，背景知覚が意識化されるのは情報不足によるのであろうか。否である。というのは，背景知覚の意識化に対する統合失調症患者の反応は「どうしてそれが気になるのか，わからない」という当惑であるからであり，意識上・随意的認知機構における再照合は新たな情報の探索を要すまでもなく，容易に完了されるからである。それでは統合失調症における背景知覚の意識化はどのような機序によって生じるのであろうか。筆者はここで，統合失調症で意識化される背景知覚は単一の特定のものではなく，不特定で多岐にわたる，そして脈絡のないものであることに注目した。このことは，意識化の要因が処理を受ける知覚対象の側にあるのではなく，処理機構そのものにあることを示唆している（このように考える前提として，その要因が何であれ，意識下・自動的認知機構で同定不能の対象は意識上・随意的認知機構へ転送されるということが仮定されている）。すなわち，統合失調症では意識下・自動的認知機構に障害が生じると考えられるのである。先に述べたように，対象認知には即物意味の認知と状況意味の認知とがある。〈背景知覚による注意転導性の亢進〉を起点として最終的に形成される症状として措定された妄想知覚は「知覚は正常であるが，その意味づけにおいて誤ったもの」であり，それは状況意味誤認と言い換えることができるが，そのことを考慮すると，意識下・自動的認知機構の内，統合失調症で障害を受けるのはもっぱら状況意味の認知に関わる部分と推測しうるのであり，かつまた意識下・自動的認知機構は認知に関わる一つの中枢の障害であり，よって筆者はこの障害に状況意味失認 situational meaning agnosia という用語を与えたいと思う（ここに失認 agnosia という用語を用いたが，失認の古典的定義によれば，例えば視覚物体失認に見られるように，それは①一つの感覚路を通じての，②要素的感覚障害，一般精神症状，言語障害のいずれによっても説明されない，③局在性大脳病変による，④対象認知の，障害とされるものである。この点では筆者が提出した状況意味失認の概念はそれらを大きく逸脱するものであるが，これまでも色彩失認や手指失認など古典的定義を逸脱する「失認」も提唱されてきており，したがって少なくとも作業仮説としては許されるであろう）。

4．二次的発展形態としての〈背景知覚に対する被害的自己関係づけ〉

〈背景知覚による注意転導性の亢進〉に続いてどのような体験が生じてくるのか。筆者は症例4，5，6の3症例を挙げてその様相を具体的に示したが（文献47参照），症例4，症例5はいずれもそれまでは気にもとめないような些細な知覚対象に注意が固着され，そしてそれらが何かしら自分に関係するような疑念を生じているが，しかしそれらが具体的な何かを意味しているとまでは考えていない。ところが，症例6となると自分に関係するような疑念に加えてそれらが示す具体的な意味までもが確信されてきている。

これらの症状の症候学的同定にあたって，ここで参照されたのが Huber, G. と Gross, G.[19] による妄想知覚論（図24）であった。彼らによれば，図24に示すように妄想知覚には3つの発展段階があり，その段階分けの指標は「自己関係づけ Eigenbeziehung」が生じているか否か，および「特定の意味 bestimmte Bedeutung」が出現しているか否かである。すなわち，段階1は自己関係づけと特定の意味の両方を欠き，段階2になると自己関係づけは出現するが，特定の意味の発現はいまだみないものであり，段階3に至ると自己関係づけに加えて，それに特定の意味が備わってくるものである。この妄想知覚論に対する種々

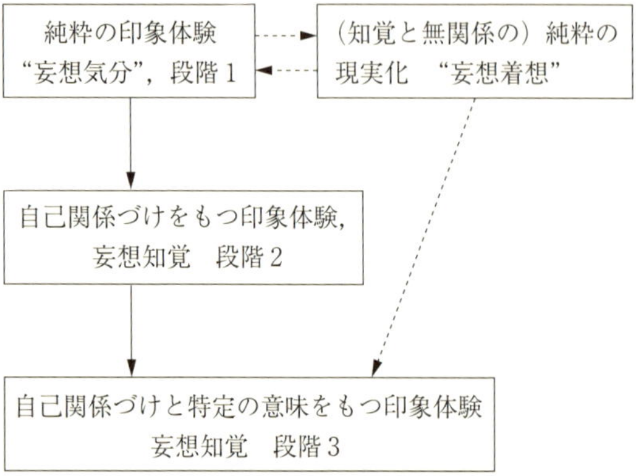

図24　Huber, G.と Gross, G.による妄想知覚論
（文献19より引用）

の批判的検討を経て筆者が到達した結論は，Huberらが妄想気分であるとした段階 1（純粋の印象体験）は妄想気分ではなく筆者が先に述べた〈背景知覚による注意転導性の亢進〉であり，妄想知覚である段階 2（自己関係づけをもつ印象体験）こそ妄想気分であり，同じく妄想知覚であるとされた段階 3（自己関係づけと特定の意味をもつ印象体験）が真の妄想知覚であるというものであった。以上の考察を踏まえるならば，症例 4，症例 5 は自己関係づけは有するが特定の意味は有さない妄想気分を示しており，症例 6 は自己関係づけと特定の意味の両方を有する妄想知覚を示していると考えられた。

今一つ考察すべきは体験の内容であるが，上記の論述に従って述べれば，「特定の意味」の意味内容は何かという設問である。先に挙げたHuberらの研究でも，迫害，被害，被毒（総じて「被害」：筆者注）が時代によって影響されることのない最大の妄想主題であることが述べられているが，統合失調症急性期においては被害妄想が圧倒的に多いことは日常臨床の常識であり，先に挙げた筆者の症例でも特定の意味を有する自己関係づけを生じている症例 6 には「盗聴器が仕掛けてある」という陳述があり，被害的である。

以上をまとめれば，〈背景知覚による注意転導性の亢進〉の二次的発展形態は〈背景知覚に対する被害的自己関係づけ〉であり，それを旧来の症候名に直すならば妄想気分，および妄想知覚／被害妄想（／の前は形式，後は内容を示す）となる。

5. 偽統合反応：〈背景知覚に対する被害的自己関係づけ〉の形成機序

それでは〈背景知覚に対する被害的自己関係づけ〉はいかなる機序によって生じるのであろうか。

ここで重要なことは，状況意味失認によって二次的に意識化に至る外的知覚入力群は不特定の，多岐にわたる，脈絡のないものであるということである。ここにおいて，統合失調症患者が，というより上記のごとき状態に陥った人のとりうる反応はいかなるものであろうか。この考察の上で想起されなければならないことは，状況意味の認知が統合的認知であることである。したがって，状況意味失認により意識化された不特定・多岐・非脈絡な外的知覚入力群に対して，いかに新たな情報を検索しえても統合することが不可能であるにもかかわらず，意識上・随意的認知機構はこれらを統合的に理解しようとする。さらに次の2つの因子がこの統合化機制を一層促進する。その第1は状況意味認知の判断原理が蓋然性にあって，各々の蓋然性の高低を別にすると論理的には多種多様な状況意味認知の可能性が開かれていることであり，この状況意味の蓋然性が偽りの統合，すなわち妄想形成に対して病識を生じさせない，譬えていうとブレーキをかけないという形で統合化機制に対する消極的な促進因子となる。促進因子の第2は背景知覚の統合化の失敗が容易に自己保存本能を誘導することである。この点で想起されねばならないことは，注意という精神機能の原初的役割が自己保存本能に基づく情報の迅速処理にあるという先の考察である。注意という機能が自己保存本能に基づくならば，注意が枢要な役割を果たす認知機能の原初的役割をも自己保存本能に求めることができるであろう。そして，認知機能の原初的役割が自己保存本能にあるとするならば，意識上・随意的認知機構においてもなお対象の状況意味の同定が不能であることは即「自己保存の危機」（カギ括弧を付したのは，それは実際には存在しない，偽りのものであるからである）と認識され，不安が喚起されるのは推測するに難くない。こうした「自己保存の危機」という認識が統合化機制を，譬えていえばアクセルを踏むがごときに積極的に促進するのである。両者は表裏をなす形で意識上・随意的認知機構の統合化機制を促進し，あたかも見えざるものを見ようとするかごとくに一つの状況意味を見い出そうとする（この段階が妄想気分である）。そして最後に，「自己保存の危機」という認識が不特定・多岐・非脈絡な外的知覚入力群を自己を迫害する脅威へと転化させ，ここに形式的には妄想知覚が，内容的には被害妄想が結実するのである。筆者は〈背景知覚による注意転導性の亢進〉を受けて，意識上・随意的認知機構で生じる上記のごとき一連の機序を偽統合反応 pseudointegrative reaction と呼びたい。この機序はつまるところ状況意味認知の統合化機制に基づくものであって，先に述べた状況意味失認が障害概念であるのとは違って，それ自体は健常な上位機能の，障害された下位機能に対する反応にすぎないものである。Jackson[26]により提唱された神経系の症状構成論であるジャクソニズムとは，障害は上位中枢に生じ，そして症状は破壊された上位中枢の活動抑止による陰性症状と健常な下位中枢の抑制解除による陽性症状から成るというものであるが，筆者が結論として到達した，上記の偽統合反応は逆に下位中枢が障害された際の症状形成機序を述べたものであって，その思想を名付けるならば逆ジャクソニズム reverse Jacksonism といいえようかと思う。

以上，意識下・自動的認知機構に生じた状況意味失認によって外的知覚入力群の意識化が生じ（これが〈背景知覚による注意転導性の亢進〉である），次いで意識上・随意的認知機構において，流入してきた不特定・多岐・非脈絡な外的知覚入力群に対して状況意味認知の統合化機制によって偽統合反応が生じる（これが〈背景知覚に対する被害的自己関係づけ〉であり，妄想気分，妄想知覚／被害妄想である）というプロセス（図25）は，いわば狂気へと突き進んでいく道で，決して報われることのない，しかし主体にとっては最大限の努力であり，

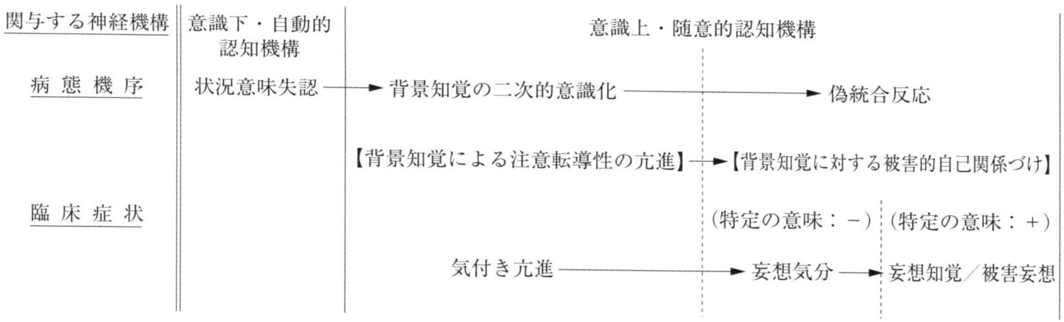

図25　状況意味失認による〈背景知覚による注意転導性の亢進：気付き亢進〉から〈背景知覚に対する被害的自己関係づけ：妄想気分，妄想知覚／被害妄想〉への症状形成（文献70より一部改変して引用）

筆者はここにまさに統合失調症患者の悲惨さを感じざるをえない。

I．体験を聴く

本章の原論文[47]は，要説に示したように〈背景知覚による注意転導性の亢進 heightened distractibility〉（後に，注意が転導するのは一次的にはそれまでは気付かなかったことに気付くようになるからであることを考慮して気付き亢進 heightened awareness と改めた[55]）という症状に筆者が注目したことを出発点としている。本症状はそれまでの統合失調症の初期症状研究において最も注目されていたものであり，筆者自身[46]も研究の当初から，①まとまりのない種々雑多な観念が次々と心の中に生起する自生思考，②漠然とした注察念慮とともに，トリアスの一つとして③周囲の些細な物音や視野の周辺部のわずかな変化など，通常はほとんど意識化されることのない知覚対象による注意転導性の亢進，として記載している。ここではまず，研究を始めた当座に筆者が参照していた McGhie & Chapman[38]の論文から２例の陳述を挙げてみる。両例ともに「注意の障害」の項に heightened distractibility の例として掲げられたものであり，今現在の筆者の用語でいえば〈症例５〉が聴覚性気付き亢進，〈症例11〉が視覚性気付き亢進の例である。

〈症例５〉四六時中音に耳を傾けています。周囲の音が全部自分の中に入ってくるのを入るがままにしておくんです。音と自分とは別物だということを知るためにだけでも，本当はイヤホンとラジオでも使って，入ってくる音をコントロールすべきなんでしょうね。

〈症例11〉まるで眼がはっきりと覚めすぎているような感じなんです。辺りに隈なく神経を張り巡らしていて，リラックスなんて全然できません。何もかもが自分の中を通り抜けていくような感じで，とにかく物が入り込んでくるのを自分で遮ることができないんです。

ここで筆者が原論文に記した自験例のうちから２例を引用してみよう。【症例１】が聴覚性気付き亢進，【症例２】が視覚性気付き亢進の例である。

【症例１】27歳，男性

（往診例。作り付けのベットのある三畳洋室，清潔とはいいがたいが，さりとて乱雑でもない。窓には厚いカーテンがおりており，昼間ではあるが電灯をつけている。テレビがかかっており―ただし，イヤホーンをしているため，音声は聞こえず―，ラジオからは比較的大きな音量で音楽が流れている。患者は清潔な身なりであるが，異様な格好をしている。左耳にテレビのイヤホーンを差し込み，その上から両耳を覆う形でタオルを巻いている―両親によれば，耳穴には綿を詰めているとのこと。ラジオもテレビもつけたままで応対する。筆者の声はかなり小声であるが，十分に聞き取って応答する）

他人の声や不意の音（例えば，戸を開閉する音や近くを走る電車の音）を聞くとビクッとして落ち着かなくなる。意図して自分が聞いているラジオ，テレビ，ステレオの音に対してはそういうことはない。最近ではそれほどでもないが，大学を中退した頃が最もひどく，音を出している人に憎しみさえ抱いた。講義中，まわりの学生が雑談していると耐えきれなくなって外へ出た。何かをしようとすると，決まって音声が耳に入ってきて注意の集中ができなくなった。音声も以前に比して大きく聞こえる。タオルをはずすと，先生の声も心に響いて耐えきれなくなると思う。

【症例2】16歳，男性

他人の動きが気になる。他人が自分に危害を加えるような気にはならないけれど，まわりの人が立ったり，座ったりすると気になる。視野が広がったようである。机の端を見ていても，視野の周辺に人が入ってくると気になる。

症例呈示によっておわかりのように，筆者の自験例はMcGhieらがすでに報告していたものと同様，ないしそれ以上に瓜二つであって（筆者の【症例1】はMcGhieらの〈症例5〉の「本当はイヤホンとラジオでも使って，入ってくる音をコントロールすべきなんでしょうね」をまさに地で行ったものである），またMcGhieらがheightened distractibilityと呼び，筆者がそれを真似て〈背景知覚による注意転導性の亢進〉と名付けたこともまったく同じであって，ここまでは筆者の研究にはまったく新味はない。しかし，筆者はその症状名に表されたごとく，それを注意の障害とみなすことには満足がいかなかった。それというのも，筆者は初期症状の中に統合失調症の一次性の病態心理を探ろうとしていたのであったが，注意障害という理解では先に述べたトリアスの他の2つが説明できなかったからであり，また初期症状はその表面的な形（精神病理学的な形式Form）こそ違えても，必ずやその二次的発展形態があるはずだと考え，それを見い出すことによって初めて〈背景知覚による注意転導性の亢進〉の理解が可能になると考えたからであった（この考えは本章原論文の1年前に執筆した「背景思考の聴覚化―幻声とその周辺症状をめぐって」[46]から学んだのであった―それは第1章のタイトル「症候の進展と後退―症候は形を変える―」に表されている）。そして，この点で注目されたのが，〈背景知覚による注意転導性の亢進〉の発展形態を示しているのではないかと考えられた以下の症例の陳述であった。

【症例５】28歳，女性
最近，耳が鋭くなった。家事をしていて，外で遊んでいる子供達が「死ね」などと言い合っているのが聞こえてくると，自分が言われているわけではないとわかってはいるが，でも気になる。百分の一ぐらいは自分が言われている可能性が残る。出勤する主人を見送りにでた帰途，歩いている自分の隣に車が停まり，降りてきた人がトランクの上の水滴を払った。たんなる偶然とわかっているけれども，一方でわざとされたのかなあという気がして，いつまでも厭な気がした。

症例５は再発例であるが，再発のごく初期に自ら来院し，最近の状態を述べたものである。陳述された内容は，遊んでいる子供達の「死ね」という戯れ言や他人の水滴を払う行為など，それまでは気にもとめないような些細な知覚対象に注意が固着され，そしてそれらが何かしら自分に関係するような，やや被害的色彩を帯びた疑念を生じているといえる。しかし，それらはあくまでも疑念であって確信に乏しく，また自己関係づけはあっても具体的な意味は有していない。

さらに，臨床的に次の段階と考えられる症例が見い出された。

【症例６】13歳，女性
約半年前から私が弾くピアノの音に近所で建築工事をしている大工が槌音を合わせる。次第に家の中での足音や呼吸にも合わせて槌音を響かせるようになった。足音も聞こえるのだから話し声や物音も聞こえるだろうと思うし，そんな些細な音が聞こえるのだから，どこかに盗聴機が仕掛けてあるのではないかと思う。また，最近家の前に車が停まっていることが多く，私が戸を開けると逃げ出していく。

症例６は初発例である。ここでも気付きの対象は大工の槌音や自宅の前への車の駐車・発進など，それまでは一々気にもとめないような些細な知覚対象であり，その点では症例５と同様であったが，それに対して，ピアノの音，足音，呼吸に合わせているとか，戸を開けると逃げ出していくとかの他者の能動的な意図を内容とする具体的な意味を感知している点で症例５とは異なっている。さらに症例６ではこうした具体的な意味を有する自己関係づけに加えて，「どこかに盗聴機が仕掛けてあるのではないか」という被害的な解釈妄想を発展させている。

２症例の差異は上記した通りであるが，共通することはそれまでは一々気にもとめないような些細な知覚対象，すなわち背景知覚に注意が固着されていることであり，そこから疑念としての自己関係づけ（症例５）や確信としての自己関係づけと他者の能動的な意図の感知（症例６）が発呈していることである。筆者がこれらの症例の示した症状を先に挙げた〈背景知覚による注意転導性の亢進〉と一連のもの，その発展形態と考えたのは，転導，固着と正反対なものながら，いずれもが背景知覚に対して起こったものという共通点を有していたからである。臨床的経過からは，ここでは転導（症例１と症例２）から固着（症例５と症例６）へ，さらには意味づけ（症例６）へという流れが見てとれるのであるが，転導された知覚対象に当初は何の意味も見い出せないとしても，それがたび重なるとそれに固着され，さらにはそこに何かしらの意味があるのではないかと考えるのはあながち了解できないというものでもなく，ごく常識的に考えてこうした転導→固着→意味づけという発展は筆者には考えられうることであった。

Ⅱ．症候を読む

1．Huber, G. と Gross, G. の妄想知覚論ならびに Jaspers, K. の意味妄想への着目

筆者は前節において，同一症例の観察に基づくものではないという弱点[注10)]を有するものの，〈背景知覚による注意転導性の亢進〉が，症例5に見られるごとく固着された背景知覚（固着した時点ですでに前景知覚となるのであるが）に対する自己関係づけへ，さらには症例6に見られるごとく固着された背景知覚に対する自己関係づけと具体的な意味の出現へと発展していく様相を描写してきた。それでは，これら，ことに後2者は症候学的にいかなるものと同定されるべきであろうか。

原論文[47)]で述べたように，ここで筆者が参照したのが Huber と Gross[19)] の妄想知覚論であり（図24），筆者は「自己関係づけ Eigenbeziehung」と「特定の意味 bestimmte Bedeutung」を判断基準として妄想知覚の発現過程を3段階に区分するという彼らの分類に従いつつ，他方でその3段階に対する症状名の与え方に異論を呈したのであった。ここで最も考察を要したのは妄想気分 Wahnstimmung の理解であったが，それを意味妄想 Bedeutungswahn と読み替えることによって理解は大きく前進したのであった。

この妄想気分については，その当時筆者が折々参照していた諏訪望『最新精神医学—精神科臨床の基本』[95]に次のような記述がある。

初期あるいは急性期精神分裂病においては，外界変容感を伴った特有な不安緊迫感が病像の核心となっている。これが妄想気分 Wahnstimmung，delusional mood である。その内容は患者自身にとっては非常に深刻ではあるが漠然としたものであり，それを適切に表現することは必ずしも容易でなく，また積極的に語ろうとしない。しかし，立ち入って聞いてみると，“なんともいえないような不気味 unheimlich な脅かされるような恐ろしい感じ”，あるいは“周囲のあらゆることが信用できないし，なにか重大事件でも起こるのではないかという異様な感じ”，まれには“神秘的な恍惚感”に支配されていることがわかる。さらにもう少しまとまった体験としては，周囲の事物や出来ごとが，とくに自分との関係において特別な意味をもっている（意味妄想

注10）筆者のこの論の弱点は，転導の例として挙げた症例 1 および症例 2 と，固着の例として挙げた症例 5，および固着と意味づけの例として挙げた症例 6 が，症例番号の違いに明示されているように異なる症例であって，したがって上記した「転導→固着→意味づけ」の→は同一症例において実際に観察されたものではなかったことである。この弱点を指摘し，かつ同一症例でこの流れを実証したのが，同僚である関由賀子[85]の論文「『妄想知覚』の形成過程についての微視的解析—初期から極期への移行段階にある分裂病の一例を通して」であった。なお，ここで論じているのは外的知覚入力に対する状況意味失認によって生じた〈背景知覚による注意転導性の亢進〉（気付き亢進）に関してのことであるが，内的表象入力に対する状況意味失認によって生じた自生記憶想起においてもまた同じこと，すなわち「転導→固着→意味づけ」があてはまるのであり，これまた関[87]が論文「初期分裂病における自生記憶想起—横断的・縦断的諸相と臨床的意義」において，同一内容の自生記憶想起が繰り返されることによって最終的に妄想追想 Wahnerinnerung（そのうちの記憶性妄想知覚 mnetische Wahnwahrnehmung）が形成されるに至った症例を詳述している。

Bedeutungswahn)，世の中が滅び失せてしまうのではないか（世界没落体験 Weltuntergangserlebhis)，または自分だけが周囲から絶縁されている（疎隔体験 Entfremdungserlebnis）という形でいいあらわされることもある。

なにごとも情的了解よりも知的説明に傾きがちな筆者がここで考えたのは，妄想気分とは気分性に着目しての症状名であって，思考性に着目すれば，それは諏訪が妄想気分に包摂しつつも今少し進展した形，「もう少しまとまった体験」の一つとして述べた意味妄想と呼ぶべきではないかというものであった[注11)]。

そして，Jaspers[28)]の『精神病理学総論』に立ち返って意味妄想の定義を見てみるならば，そこには以下のような記述があるのであった。

他の―病的過程の初めに甚だ多い―場合には，知覚に具わった意味はまだ何も明瞭には与えられていない。対象，人間，出来事は気味が悪く，恐ろしく，或は奇妙で，珍しく，不思議であり，或はまた超越性的，超自然的である。対象と出来事は何かを意味するが，何と定まったことを意味してはいない。

2. 〈背景知覚による注意転導性の亢進〉から〈背景知覚に対する被害的自己関係づけ〉への症状発展

以上のことから筆者は，妄想気分とは意味妄想のことであると考え，そして意味妄想をこの Jaspers の定義のごとく理解するな

注11）このことは宮本忠雄[40)]がすでに『精神医学事典』の「意味妄想」の項で次のように解説している。「妄想気分と似た現象をさすが，これが病者の主観的気分に即して概念化されているのに対し，意味妄想は外界の意味的変貌に即してとらえたものである」。

らば，Huber らが，自己関係づけは出現するが特定の意味の発現は未だみないもので，段階 3 と同じく妄想知覚とした段階 2（自己関係づけをもつ印象体験）こそ妄想気分であり，自己関係づけに加えて特定の意味が備わってくる段階 3（自己関係づけと特定の意味をもつ印象体験）こそが真の妄想知覚であると解釈されることになった。残るは自己関係づけと特定の意味の両方を欠き，妄想気分とされた段階 1（純粋の印象体験）であるが，これは妄想気分ではなく，筆者の用語に従っていえば〈背景知覚による注意転導性の亢進〉であると理解されたのである。筆者はこのことを原論文[47)]では「段階 1 の基準は自己関係づけも特定の意味もないのであるから，その取捨選択はもっぱら気分性によるしかなく，それはつとに観察者の恣意性によるところが大きいからである。そして第三の，かつ最終の感想は彼らのいう段階 1 は筆者ののべる〈背景知覚による注意転導性の亢進〉に相当するものであり（というのは，そうした状態にある筆者の症例では，概ねなんとも表現しがたい当惑意識があるからである[注12)]），それにはいまだ妄想という用語を冠することは（妄想気分という用語であっても）適切ではない」と記載している。

原論文の症例に戻るならば，以上の議論を経ることによって筆者は，症例 5 に見られるごとき固着された背景知覚に対する自己関係づけ，症例 6 に見られるごとき固着された背景知覚に対する自己関係づけと具体的な意味の出現は併せて〈背景知覚に対する被害的自己関係づけ〉であり，前者が妄想気分であり，後者が妄想知覚であるとしたが，ここに〈背景知覚による注意転導性の亢進〉→〈背景知覚に対する被害的自己関係づけ〉（その中では妄想気分→妄想知覚）という症状発展が確認されたのであった。

Ⅲ．病態を解く

前節の結論は，〈背景知覚による注意転導性の亢進〉は〈背景知覚に対する被害的自己関係づけ〉へと発展し，その中では妄想気分→妄想知覚という症状発展があるということであった。それでは上記の症状発展はいかなる機序によって生じるのか，それが本節のテーマである。

1．了解不能な注意転導とそれに続く了解可能な「妄想反応」

このことを考えるヒントの第1は，上記した症状発展へといわば精練する前の，第Ⅰ節「体験を聴く」で述べた原体験の記述において，そこに転導→固着→意味づけという変遷が見てとれることに関して記した次の一節である。「臨床的経過からは，ここでは転導から固着へ，さらには意味づけへという流れが見てとれるのであるが，転導された知覚対象に当初は何も意味を見出せない

注12）ここに筆者は〈背景知覚による注意転導性の亢進〉にある種の気分性を感知しているが，この気分性は〈背景知覚による注意転導性の亢進〉に対する当惑ではなく，その当時は確とは気づいていなかったが〈背景知覚による注意転導性の亢進〉と同期して現れる緊迫困惑気分 tense and perplexed mood によるものであろう。筆者が緊迫困惑気分を初めて記したのは，本章の原論文[47]よりも2年後の「分裂病最初期にみられる『まなざし意識性』について」論文[51]であり，そこでは①患者は外的事象の意味変化におののいているのではなく，内的自己の変容に戸惑っている，②妄想志向性がない，という点で妄想気分とは峻別している。そして後の議論[56]でも，それは妄想気分や妄想知覚に繋がるものではないとしている。

としても，それがたび重なるとそれに固着され，さらにはそこに何かしらの意味があるのではないかと考えるのはあながち了解できないというものでもなく，ごく常識的に考えてこうした転導→固着→意味づけという発展は筆者には考えられうることであった」。これは，要約すれば了解可能な，ある種の「妄想反応」と言っているのであるが（急いで但し書きを付すが，了解可能なのは下線部であって，転導→固着→意味づけという連鎖の出発点である転導がいかにして生じるかは常識の範囲内では了解不能である），筆者がこの考えを抱いたのは，一過性ならば我々正常者といわれる者にも類似した現象は頻々と生じうるからである。時折，犯罪事件の犯人が警官による職務質問で逮捕されたという新聞記事を眼にするが，これは心に疚しさがあると周囲の人の言動がそれに関わることではないかと疑って，例えばキョロキョロとして結果的に挙動不審となるからである。また筆者もふとそんな気になることがあるが，飲み会などでトイレに中座して戻った途端にその座にどっと笑いが起こると，それまでそこで自分のことが話題になっていたのではないかと疑ってしまうことがある。先に「ごく常識的に考えて…筆者には考えられうることであった」と述べたのは，こうした日常的な，瞬時の妄想反応の経験があるからであった。

ヒントの第2は，上記した正常者の妄想反応は「心の疚しさ」や「中座した結果としてのその場の情報不足」などの要因があっての反応なのであるが，統合失調症の場合には，これといった要因はなく，ただただそれまでは気にもとめなかった些細な知覚対象へと理由なく注意が転導されるがゆえの反応であるという点である。実際，患者は転導の初期には「どうしてそれが気になるのか，わからない」と述べるのであるが，これは先の第１のヒントに関して，筆者が「転導→固着→意味づけという連鎖の出発点である転導がいかにして生じるかは常識の範囲内では了解不能である」と述べたことと符合している。

以上，２つのヒントを統合するならば，まずは常識の範囲内では了解不能な注意の転導が生じ，それがたび重なっていくとそれ自体は了解可能な，ある種の「妄想反応」が生じてくると結論できるのである。

2. 状況意味失認と偽統合反応

さて，そうなると注意の転導の成因を探ることが妄想知覚／被害妄想の形成を説明する鍵となってくるが，この考察にあたって筆者がまず検討したのがBroadbent[7]による注意のフィルター理論であった（図16：p. 75）。これは選択的ないし随意的注意の範例とされる，いわゆるカクテルパーティー効果を説明するものであって，我々がそうした席において周囲の人々の話し声やフォークや皿の立てる音に気を取られることなく相手との会話を楽しむことができるのは，この注意というフィルターのおかげであるというものである。しかしながら，そうした席で一声「キャー」という悲鳴があがると，我々の注意は即座にその悲鳴に向けられる。これは不随意的注意と呼ばれるが，そうした注意の切り換えは一体どこで行われるのであろうか。これが筆者の素朴な疑問であった。というのは，ただフィルターというものが図16に示したような，一つの穴の開いた遮蔽物ならば，周囲の人々の話し声やフォークや皿の立てる音ならば注意を切り換えず，悲鳴ならば注意を切り換えるという，なんらかの認知機構をフィルターの外部に想定しなければならないからである。ここで筆者が考えたのが，認知機構はフィルターの内部にある，すなわちフィルターなるものの実体とは意識下で自動的に作動している認知機構であって，そこでそれまでは注意の向けられていないすべての外的知覚入力，すなわち背景知覚ないしノイズの選別的認知が行われており，例えば悲鳴のようなものは意識上にあって主体の意思に基づいて随意的に行われる認知機構へと転送されるのだということであった[注13)]。そして統合失調症で障害されるのはこの意識下・自動的認知機構であって，先の悲鳴のような，意識化されたとしても主体がその意識化を訝しがることはない特定のものとは違って，「どうしてそれが気になるのか，わからない」不特定で多岐にわたる，脈絡のない外的知覚入力群が一々意識化されるのだということであった（これがひどくなると，第Ⅰ節で注意転導性の亢進の例として挙げたMcGhie & Chapmanの〈症例5〉や〈症例11〉のごとく，‘流入してくる情報の氾濫’[38)]となる）。ここに

注13）この2段階に分けるやり方は，もちろん恣意的なものである。実際にはより多段階であるかもしれず，あるいは連続的な過程かもしれない。ただ筆者が強調したかったことは，認知という，ともすれば意識的，随意的とも思える精神機能にも意識下で自動的に作動する広大な基礎領野が存在し，それがきわめて膨大な情報処理を担当しており，主体に意識された認知を支えているということである。意識下の自動的認知機構そのものは生下時にすでに備わったものと考えられるが，その処理容量は全く生得的なものに限られた微々たるものにすぎないと思われる。幼児はあらゆるものに関心を示し，また成人に達しても人は新奇なるものに関心を示すが，こうした意識上・随意的認知機構での学習の成果は順次，意識下・自動的認知機構へ転送され，その処理容量を次第に増加させてゆくと考えられる。

おいて，意識下・自動的なものであっても中枢性の認知機構の障害であることを考慮すると，この障害を失認 agnosia と呼ぶことは妥当であろうと考えられたのである。なお，ここでは外的知覚入力の側に問題があっても，意識下・自動的認知機構の側に問題があっても，選別的認知ないし認知的同定が不能な外的知覚入力は意識上・随意的認知機構へ転送されるということが前提とされている。

続いて選別的認知ないし認知的同定が不能になるといっても，外的知覚入力の何が同定不能となるのか。すでに臨床的経過からは〈背景知覚による注意転導性の亢進〉に引き続いて生じるのは〈背景知覚に対する被害的自己関係づけ〉であり，症候名としてはそれは妄想気分，さらに妄想知覚であることを実証してきた。ここで注目されたのが妄想知覚の定義であって，Schneider[83]によればそれは「知覚は正常であるが，その意味づけにおいて誤ったもの」であり，一つの例を挙げれば，通りすがりの見ず知らずの二人の間に起きたフフッとした笑いを自分に当てつけたというものであろう。ここに意味という概念を導入するならば，「知覚は正常である」（例：フフッとした笑い）という前段は「その対象は何であるか」という即物意味の認知であり，「その意味づけにおいて誤った」（例：自分に当てつけた）という後段は「その対象はその状況の中で何を意味するか」という状況意味の認知ということになり[注14]，妄想知覚の定義は即物意味は正しく状況意味は誤っていると言い直せよう。ここに，妄想知覚とは状況意味誤認であると再定義されることになったわけであるが，後々状況意味誤認へと発展する，元となる失認は状況意味に関して生じたものということになり，ここに「常識の範囲内では了解不能である」と述べておいた，転導→固着→意味づけという連鎖の出発点である転導の成因は意識下・自動的認知機構に生じた状況意味失認 situational meaning agnosia であるという結論が得られたのである。

次に状況意味失認に続いて何が起こるのか。先に「それがたび重なるとそれに固着され，さらにはそこに何かしらの意味があるのではないかと考える」のは了解可能な，ある種の「妄想反応」であると述べておいたが，原論文[47]執筆当時の理解はすでに原論文の要説に示しており，したがってここではごく近年のまとめ[74]を，重なることも多いながら引用しておこう。

気付き亢進の形成，さらに妄想知覚への進展

今，意識下・自動的認知機構に生じた障害，この場合その障害は可逆性 reversible と考えられますので失調と呼ぶのが正確だと思いますが，その失調によって状況意味失認が生じ，結果的に不特定で多岐にわたる，非脈絡な外的知覚入力群が意識上・随意的認知機構へ流入することになり，その自覚が気付き亢進の本態であることを述べました。

この後において何が生じるのか，先程長々と述べた予備的考察を踏

注14）安永浩によれば[102]，「対象意味図式」はさしあたり物体意味，枠組み意味，状況意味，象徴意味の4層に区別されるという。筆者はそれらの内，基本的かつ普遍的なものとして物体意味と状況意味を取り上げたのであるが，物体意味については彼の用語と異なり，即物意味という用語を用いた。というのは，ここでは「対象がある状況で示す意味」という状況意味の定義との比較上，「対象そのものに即した意味」という定義を対比的に表現したかったためである。また，安永によれば，状況意味とは「『コノ私ニトッテ，今ノ今，コノ場面デ』よみとりを要請される意味，従ってとっさ，応急に行使される意味層」であるが，筆者はこれをより一般化して「その対象はその状況の中で何を意味するか」と再定義したのである。

まえればその理解は一気呵成でした。流入してきた外的知覚入力群に対して，それ自体は健常 intact な意識上・随意的認知機構が応答しようとしますが，こんどは外的知覚入力群の不特定・多岐・非脈絡性のゆえに統合的認知を認知原理とする状況意味認知は不能に陥ります。しかし，反応はこれにとどまりません。というのは，認知の原初的機能が自己保存にあるとすれば，認知不能は即「自己保存の危機」という，誤った認識を招来し，それがアクセルを踏むがごとくに，そもそも統合なぞできない不特定・多岐・非脈絡な外的知覚入力群の状況意味認知を無理にでも促進しようとするからです。要は「わからない」ことは不安であり，なんとか「わかる」ように，そこに1つの意味を見い出そうとするのです。この段階が妄想気分であり，そして結果的に得られるのが妄想知覚という名の偽りの統合（偽統合 pseudointegration）としての状況意味誤認です。

妄想知覚の被害性と病識欠如性

急性期の妄想知覚のほとんどは内容的には被害妄想ですが，ここに被害性が現れるのは，いつに〈「自己保存の危機」の意識上・自覚的認知〉という誤った認識があるからであり，それが他者をして自分を攻撃する「外敵」へと転化させるからです。妄想知覚／被害妄想には患者は病識をもたず，その迷妄性を患者に知らしめようとしても詮無きことは皆さん御承知の通りですが，状況意味認知の今一つの認知原理が蓋然性であって，あらゆる状況意味認知の可能性が開かれている以上，どんな誤った認識であってもそれにブレーキがかからないのは当然のことなのです。あるいはまた，不特定・多岐・非脈絡な外的知覚入力群の流入によって形成された患者の外的知覚界の相貌は，状況意味失認のない，いわゆる正常者のそれとは異なっており，正常者が自らに見え，聞こえる知覚界に何らの疑問を挟まぬように，患者もそれに疑いを抱かないのです。

状況意味失認に続く上記した症状形成機序を筆者は偽統合反応 pseudointegrative reaction と呼び，後年その上位概念として内因反応 endogenous reaction という概念を提出したのであるが[56]，その症状形成機序そのものは，要は了解可能な，ある種の「妄想反応」なのである。ただし，この「妄想反応」は状況意味失認という意識下・自動的認知機構の失調を，それが意識下の障害であるがゆえに意識上が知らず，知らないがゆえに意識下から意識上への外的知覚入力の転送に対して，健常な意識上・随意的認知機構が正常に応じたためである。一般化すれば，ここに下位中枢の障害に対する，それ自体は健常な上位中枢の反応という構図が見てとれるが，それが筆者をして逆ジャクソニズム reverse Jacksonism と言わしめたのであった。「症候は騙されて作られる」という本章の副題はこの逆ジャクソニズムを卑近な言葉で譬えたのであるが，騙されたのは意識上・随意的認知機構であり，あえてその言葉を使うならば主体なのである。

終 論

方法としての精神症候学

精神症候学といえば，個々の精神症候を解説し，そしてそれらをより上位の概念に分類するものと看做す向きも多かろう。そして，そうした学問はJaspers, K.[28]，Schneider, K.[83]によってすでに半世紀も前に完成されたものであって，今行おうとすればそれは訓詁学となるしかなく，せいぜいこれまで記載されてこなかった小さな症状を見つけだしては悦に入るという，言うならば‘重箱の隅を楊枝でほじくる’ようなものと考えられているかもしれない。しかし，筆者はそうは考えなかった。実際，精神症候学というものがそういうものであるならば，筆者は研究人生の大半(筆者の論文集[69]の主タイトルは「分裂病症候学」である)をそれに賭けるようなことはしてこなかったはずである。

終論にあたり，精神症候学の方法を個々に論じてきた，これまでの諸章の執筆を通して筆者が主張したかったこと，それは精神症候学というものは上記したような精神症候の解説・分類にあらずして，個々の患者の病態構造の把握のための，そして各々の疾患の病態生理の追究のための方法であるということであり，つまり方法としての精神症候学を主張しておきたい。その前段として，Jaspersの記述現象学に始まる現今の要素心理学的症候分類は擬態に欺かれたものであると否定し去っておこう。

Ⅰ．擬態に欺かれたものとしての要素心理学的症候分類

筆者は本書を「心的体験の定義の欠如」とJaspersの記述現象学を批判することから始めたが，「擬態に欺かれたものとしての要素心理学的症候分類」と再びJaspersを批判することで閉じたいと思う。

筆者は精神科医としての初期研修を終える頃より，教科書に記された症候分類，そのおおもとはJaspersの『精神病理学総論』[28]にあるのであるが，それを‘異なこと’と感じ始めた。というのは，その要素心理学的な症候分類に従うならば統合失調症では大半の精神機能が障害されていることになり，統合失調症患者はまさに「障害者」ということになるのであるが，実際の臨床の場で出会う患者からはそうした印象を受けなかったからである（これには筆者の初期研修が外来に限定されており，比較的軽症の患者を多く診ていたことも関係しよう）。ちなみに前掲書[28]の「第1部 精神生活の個々の事実」の「第1章 病的精神生活の主観的現象（現象学）」のうち，「第1節 異常生活の個別的現象」を見るに，そこには「対象意識」「空間時間体験」「身体意識」「実在性の意識と妄想」「感情と情意状態」「衝動，欲求と意志」「自我意識」「反省的現象」と8項目が挙げられているが，統合失調症で認められる症候はこの8項目のすべてにおいて記載されているのである。実際の患者を知らないならばいざ知らず，知ってしまったからには‘そんな馬鹿な！’というのが偽りのない感想であった。

さて，当初は印象に過ぎなかった‘異なること’が‘Jaspersは擬態に欺かれたのではないか？’という疑念に変わったのは，筆者が生物学的精神医学から精神病理学へと転回する契機となった論文「経験性幻覚症ないし幻覚性記憶想起亢進症の2例」[45]の執筆を通してであった。本論文はPenfield, W.[81]言うところの経験性幻覚 experiential hallucinationが数年間，連日，覚醒している時間の大半にわたって継起している2症例を幻覚症および記憶増進症の観点から考察し，併せてタイトルに示した新しい臨床単位であると主張したものであったが（後年，これらの症例は自生記憶想起 autochthonous recollectionを主たる症状とした初期統合失調症であったと訂正[69]），上記の疑念はJaspersが真正幻覚と偽幻覚の区分に際して準拠した知覚と表象の現象学的差異に拠って，筆者が自験例の経験性幻覚の形式を解析したことによって得られたのである。周知のように，Jaspersによれば知覚と表象は表7[59]の6つの特徴で分かたれ，このうち1と2の特徴は絶対的に反対の性質で（知覚：実体的で外部客観空間に定位，表象：画像的で内部主観空間に定位），病的状態にあっても互いに移行しあうことはないとされ，それに従って真正幻覚は知覚の異常とされ，偽幻覚は表象の異常とされたのであった。しかしながら，筆者が報告した経験性幻覚症ないし幻覚性記憶想起亢進症の症例では，例えば症例1を取り上げるならば，表7の特徴1については時に実体的，時に画像的であって，実体的／画像的の区別は判然とせず，また特徴2についても定位される場は外部客観空間ともいえず，さりとて内部表象空間ともいえない，それらの中間的な空間を想定せざるをえないものであって，Jaspersが主張した特

表7　知覚と表象の記述現象学的差異（Jaspers, K. による）（文献59より引用）

	知　覚	表　象
1	実体的である（客体性がある）	画像的である（主体性がある）
2	外部の客観的空間に現れる	内部の主観的空間に現れる
3	はっきりした輪郭があり，完全無欠で，細かい所まではっきりしている	輪郭がはっきりせず，完結しておらず，細かい所まではっきりしているのは部分的でしかない
4	感覚要素は感覚的に生き生きしていて，例えば色彩は輝いている	時として少数の要素はこういう知覚の要素に合っているが，多くの要素については合っておらず，何でも皆灰色一色にしか知覚的に表象できない人もある
5	恒常的で変わらずにいつまでも同じものとして固定されやすい	崩れてしまい，しじゅう次から次へと作り出さなければならない
6	意志に左右されず，勝手に生ぜしめたり変えたりはできず，受動的な感じを受ける	意志に左右され，勝手に起こさせたり変えたりでき，能動的な感じで生ぜしめられる

徴1と特徴2に関する絶対的な区別は否定されたのであった。このことを知って改めて振り返ってみるに，統合失調症患者で観察される幻声の一典型である「誰かが明瞭な声（実体的）で頭の中（内部表象空間）に話しかけてくる」（筆者[46]はこうした幻声を後年，幻声〈明瞭―内界型〉と呼んだ）は，Jaspers言うところの実体的―画像的，外部客観空間―内部表象空間という絶対的区別を襷がけしたものであって，難無くその区別を反古にするものであることに気付かされたのであった。Jaspersによる上記の主張は，画像的で内部主観空間に現れたKandinsky, V.[29]の偽幻覚の報告に始まるが，表象もまた画像的で内部主観空間に現れるという特徴の同一性をもって即，偽幻覚を表象の異常とした（対して真性幻覚は知覚の異常とされた）のであって，偽幻覚が纏った表象の擬態を実態と見誤ったものであって，まさに‘Jaspersは擬態に欺かれた’との批判を与えることができるであろう。

筆者の心の中でこうした疑念がさらに確信へと変わったのは，第1章「症候の進展と後退―症候は形を変える―」で記したごとく，〈背景思考の聴覚化〉の症候系列の中に，旧来の要素心理学的症候分類を横断するがごとく「思考障害」とされてきた自生思考，「自我障害」とされてきた作為思考，考想転移，考想吹入，考想伝播（共働思考），「知覚障害」とされてきた幻声，考想化声を認めたことによるが，それに限らず，これまでの諸章で論じてきたことはすべて，今なお精神医学の教科書の症候学の項に麗々しく掲げられた要素心理学的症候分類を反古にするものである。

上記のごとく，筆者は要素心理学的症候分類は擬態に欺かれたものとして反古にされるべきと考えているが，ただしそれに基づく，例えば幻覚（まぼろしの知覚），妄想（迷妄の想念）等々の症候名すらも変更せよと迫っているのではない。というのは，原体験に与えられた症候名は各々長い歴史を背負っており，今さら変更するのは混乱をもたらすものでしかないと思えるからである。しかし，しかしである。それらをより上位の概念で統括するにあたって用いられた要素心理学的症候分類に基づく「○○の障害」「△△の異常」は誤りであるだけでなく，我々が精神疾患の真の病態心理に接近するにあたって間違った先入見を与えるという害をなすものであって，即刻廃棄されるべきものであると思う。

Ⅱ．方法としての精神症候学

本書の序論で筆者は次のように記している。

「病態心理とは，個々の精神症候，一定のまとまりのある精神症候群，究極的にはある特定の疾患で出現するすべての精神症候の形成を説明する心理学的機序」であるが，それを探究するのが精神病理学 psychopathology の究極の目的であり，ここにおいて病態心理の究明を目的とする精神病理学と病態生理の究明を目的とする生物学的精神医学は互いに手を携えることができるのである。

筆者にとって精神病理学とは精神症候学と同義なのであるが，さすれば精神症候学とは精神疾患の病態心理を究明することを目的としたものなのである。そして，そこで得られた病態心理こそ，個々の患者の病態構造の把握のために，および各々の疾患の病態生理の追究のために資することができるのである。これまでの諸章を通じて筆者が論じてきたのは，統合失調症の主だった「個々の精神症候」，「一定のまとまりのある精神症候群」を取り上げてその病態心理の究明にあたって筆者が採用した方法を述べたものであったが，終論にあたり「究極的にはある特定の疾患（ここでは統合失調症）で出現するすべての精神症候の形成を説明する心理学的機序」と考えている状況意味失認—内因反応仮説situational meaning agnosia–endogenous reaction hypothesis[70]に基づく症状形成過程図（症状系統樹：図26[72]）を掲げておくことにする。「精神症候学とは精神疾患の病態心理の究明を目的としたものである」と上記したが，統合失調症に関し筆者なりにその文言を具体的に顕現させたもの，それがこの仮説である（ここに仮説 hypothesis と呼んだのは，それが統合失調症患者に対する臨床の実際によって，また統合失調症の病態生理学的事実によって検証を受けるべきものと考えられているからである）。

さて，図26を見るに最上段に〈背景思考の聴覚化〉，〈背景知覚の偽統合化〉，〈偽因性原始反応〉，〈緊迫感の形成〉，〈対象化性質の異常態〉と記してあるが，これらは各々の下部に上向きの矢印で示した症状形成過程（内因反応）を指しているのである（その詳細は各々，第１章，第６章，第５章，第２章，第４章にて述べた）。また，図の右側には初期症状，極期症状と記してあるが，これは各々の左欄にある症状がいかなる病期のものであるかを示しているのである。筆者はこの図26を病態心理の究明を目的とした長年の統合失調症症候学研究を通して得たが，翻って臨床に応

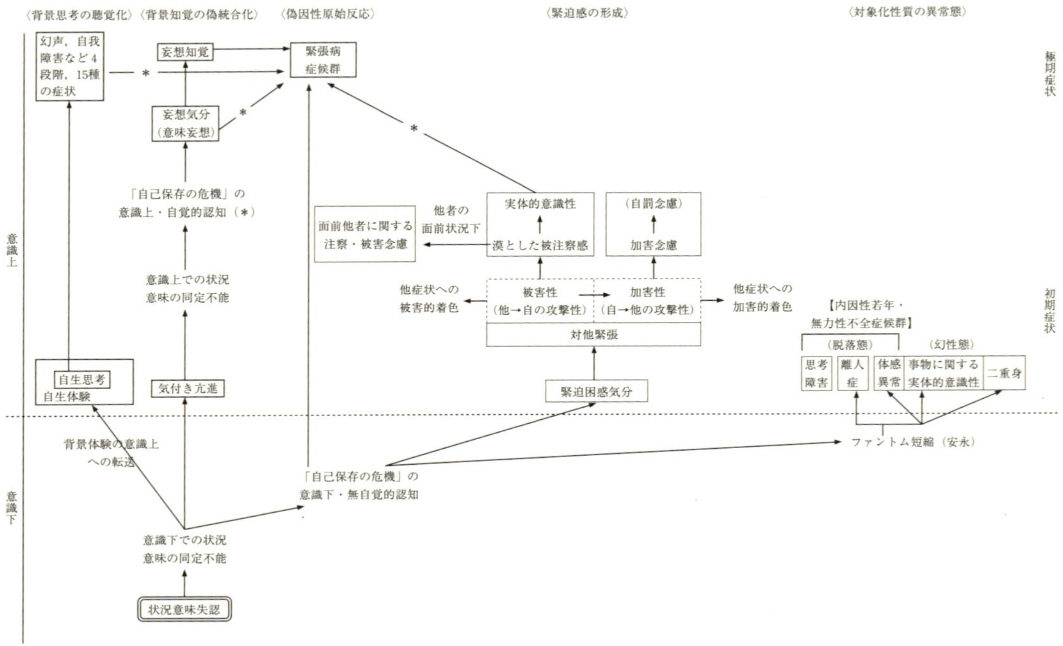

図26　状況意味失認—内因反応仮説に基づく統合失調症症状系統樹（2004）（文献70より引用）

用するならば，当該の患者に認められる症候が同定されるならば，そこにどのような病態構造があるのか，また患者がいかなる病期にあるのかがおおよそのところ知れるのであり，筆者自身，自らが作成したこの図26を用いて，日々統合失調症患者の臨床に役立てているのである。

また，最下段に記されている状況意味失認，これこそ筆者が上述のすべての内因反応の起点となる統合失調症の一次性病態心理と考えているものであるが，「意識下・自動的認知機構における状況意味認知の失調」というその内実は，まずは統合失調症の責任病巣は脳の中のどこにあるのかという設問（あらゆる情報の出入口・関門機能を有するという点で，筆者[70]は側頭葉内側部の嗅内野と海馬傍回に注目している）に始まって，統合失調症の病態生理追究の糸口，突破口になるのではないかと考えている。

筆者はいちどは生物学的精神医学を志した者であるが，その立場から精神症候学研究の目的の第２である病態生理追究に関して最後に一言述べておきたい。思うに，生物学的精神医学を専攻し，日々病態生理の追究に勤しまれる同僚諸兄はなにゆえに精神症候学から学ばれようとしないのか。というのは，一般に症候とは「疾患の現れ」であって，統合失調症に限定されてはいるが本書において縷々論じてきたように，その特異性が高ければ高いほどその中に病態が示されており，そしてそれはなまじっかの生物学的手法で捉えられた異常所見よりもはるかに病態を明示していると筆者には思えるからである。かつて現今の生物学的精神医学を評して「臨床なき仮説設定」「安易な対象選択」と批判したが[60]，操作的診断基準によって対象群を設定し，生物学的手法によってその群に特異的な異常所見を見い出そうとするおおかたの生物学的精神医学研究は，いかに対象群の均質性を高めるべく診断基準を厳密にし，いかにその手法が精緻となり精錬されようとも，はたしてそこで得られた結果は病態生理に迫りうるものとなれるであろうか，筆者には疑問である。なんとなれば，そこにはそもそも研究の出発点であり，かつ研究の結果によって検証されるべき仮説を欠いているからである。いや，仮説はあるのだと反論される方もおられようが，その仮説たるや，同様の生物学的研究から得られた「仮説」であって，筆者から見ればそれは仮説とも呼び得ないものである。何が欠けているのか。それはひとえに臨床的事実，より明確には精神症候から推定される病態心理仮説である。

精神疾患の多く，そしてその中でもことさら病態生理や成因の究明が急務である統合失調症や躁うつ病などの内因性の精神疾患はいまもって症候と経過でしか規定しえないのであって，そうであるならばまずは症候と経過の中にこそ病態を探るべきであろう。そして筆者自身は症候に注目したのである。精神症候学の限界が病態心理という，病態生理追究にとっては仮説の呈示に終わるものであるとしても，そこから始めなければ成算はない，すなわち「病態心理仮説のない病態生理追究はさながら海路図をもたずして船出するようなもので，難破すること必定であろう」[74]と思われるのである。統合失調症の病態生理研究は‘賽の河原の石積’と言われるが，いつまでもそうであってはならないのであって，その病態生理追究の手立て，方法についてはもっともっと考究されるべきと考える。精神症候学の方法を論じた本書において筆者が主張したかったこと，それは個々の患者の病態構造の把握のための，そしてつまるところ各々の疾患の病態生理の追究のための方法としての精神症候学の呈示であったのである。

文　献

1) American Psychiatric Association : Diagnostic and Statistical Mannual of Mental Disorders, 3rd ed. APA, Washington, D.C., 1980.
2) アンリ・エイ＝石田卓訳編 : 精神疾患の器質力動論. 金剛出版, 東京, 1976.
3) Baruk, H. : Psychoses et névroses (Que sais-je ? n° 221, 7ᵉéd.), Presses Universitaires de France, 1946. (村上仁, 荻野恒一, 杉本直人訳 : 精神病と神経症. 白水社, 東京, 1954.)
4) Baruk, H. : La psychiarie Française—De Pinel a nos jours, Presses Universitaires de France, 1967. (影山任佐訳 : フランス精神医学の流れ—ピネルから現代へ. 東京大学出版会, 東京, 1982.)
5) Bogen, J.E. : The corpus callosum, the other side of the brain and pharmacologic opportunity. In ; (ed.), Smith, W.L. Drug and Cerebral Function, Thomas, Springfield, 1970.
6) Bonhoeffer, K. : Zur Frage der Exogenen Psychosen. Zentralbl. f. Nervenheilk. Psychiat., 32 ; 499–505, 1909. (小俣和一郎訳 : 外因性精神病の問題について. 精神医学, 26 ; 1129–1131, 1984.)
7) Broadbent, D.E. : Perception and Communication. Pergamon Press, New York, 1958.
8) 千原精志郎, 川田誠一, 深井光浩ほか : 側頭葉 : 側頭葉てんかんにおける実体的意識性. 大阪医大誌, 50 ; 73–79, 1991.
9) Crider, A. : Schizophrenia—a biopsychological perspective. Lawrence Erlbaum Associates, Hillsdale, 1979.
10) Dugas, L. : Un cas de dépersonnalisation. Rev. Philos., 45 ; 500–507, 1898.
11) Edmunds, M. : Defence in Animals. Longman, London, 1974. (小原嘉明, 加藤義臣訳：動物の防衛戦略. 培風館, 東京, 1980.)
12) Fish, F. : Clinical Psychopathology—Signs and Symptoms in Psychiatry. Wright, Bristol, 1967.
13) Freedman, B.J. : The subjective experience of perceptual and cognitive disturbances in schizophrenia—a review of autobiographical accounts. Arch. Gen. Psychiatry, 30 ; 333–340, 1974.

14) Gazzaniga, M.S. and LeDoux, J.E.: The Integrated Mind. Plenum Press, New York, 1978.（柏原恵龍, 大岸通孝, 塩見邦雄訳：二つの脳と一つの心―左右の半球と認知. ミネルヴァ書房, 京都, 1980.）
15) Hall, E.T.: The Hidden Dimension. Doubleday & Company, New York, 1966.（日高敏隆, 佐藤信行訳：かくれた次元. みすず書房, 東京, 1970.）
16) 濱田秀伯：精神症候学. 弘文堂, 東京, 1994.
17) Haug, K.: Depersonalisation und verwandte Erscheinungen. In: (verg.), Bumke, O. Handbuch der Geisteskrankheiten. Erg.―Band Ⅰ, Springer, Berlin, 1939.
18) Hoche, A.: Die Bedeutung der Symptomenkomplexe in der Psychiatrie. Z. Neur., 12; 540, 1912.（下坂幸三訳：精神医学における症状群の意義について. 精神医学, 17; 77-85, 1975.）
19) Huber, G. und Gross, G.: Wahn―Eine deskriptiv-phanomenologische Uutersuchung schizophrenen Wahns. Enke, Stuttgart, 1977.（木村定, 池村義明訳：妄想―分裂病妄想の記述現象学的研究. 金剛出版, 東京, 1983.）
20) 福井康之：まなざしの心理学―視線と人間関係. 創元社, 大阪, 1984.
21) 井上晴雄：離人神経症に関する一考察. 精神経誌, 58; 696-706, 1956.
22) 井上晴雄：精神分裂病における離人症の現象学的考察. 精神経誌, 59; 531-549, 1957.
23) 井上晴雄：離人症. 加藤正明, 保崎秀夫, 笠原嘉ほか編：新版精神医学事典. 弘文堂, 東京, p.805, 1993.
24) 井上洋一, 水田一郎, 小川朝生：非分裂病性自生思考が単一症候的に出現した1症例. 精神医学, 44; 129-136, 2002.
25) 石福恒雄：二重身の臨床精神病理学的研究. 精神経誌, 81; 33-61, 1979.
26) Jackson, J.H.: Evolution and dissolution of the nervous system (Croonian lectures). In: (ed.), Taylor, J. Selected Writings of John Hughlings Jackson, vol.2, Hodder and Stoughton, London, p.45-75, 1932.（秋元波留夫訳編：ジャクソン―神経系の進化と解体. 創造出版, 東京, 2000.）
27) Jaspers, K.: Über leibhaftige bewußtheiten (Bebußtheitstä

uschungen). Ein psychopathologisches Elementersymptoms. Zs. f. Pathopsychologie. 2 ; 151–161, 1913.（藤森英之訳：ヤスパース・精神病理学研究 2．みすず書房, 東京, 1971に所収）
28) Jaspers, K. : Allgemeine Psychopathologie. 5 Aufl. Springer-Verlag, Berlin, 1948.（内村祐之, 西丸四方, 島崎敏樹ほか訳：精神病理学総論. 岩波書店, 東京, 1953.）
29) Kandinsky, V. : Zur Lehre von den Halluzinationen. Allg. Z. Psychiat., 11 ; 453–464, 1880.
30) 木村敏：離人症. 現代精神医学大系 3 B—精神症状学Ⅱ. 中山書店, 東京, p.109–143, 1976.
31) 小林聡幸, 加藤敏：「独語幻覚」の精神病理学的検討—独語を主訴とした分裂病の一例. 精神経誌, 100 ; 225–240, 1998.
32) 小木貞孝：拘禁状況の精神病理. 井村恒郎, 懸田克躬, 島崎敏樹ほか編：異常心理学講座 5 —社会病理学, みすず書房, 東京, p.279–347, 1965.
33) Kraepelin, E. : Die Erscheinungsformen des Irreseins. Zschr. f. Neurol. u. Psychiatr., 62 ; 1–29, 1920.（臺弘：精神病の現象形態. 精神医学, 17 ; 511–528, 1975.）
34) Kretschmer, E. : Histerie, Reflex und Instinkt. (5 Aufl.) Georg Thieme Verlag, Berlin, 1948.（吉益脩夫訳：ヒステリーの心理. みすず書房, 東京, 1961.）
35) Kretschmer, E. : Medizinische Psychologie. (10 Aufl.) Georg Thieme Verlag, Stuttgart, 1950.（西丸四方, 高橋義夫訳：医学的心理学. みすず書房, 東京, 1955.）
36) MacDonald, N. : Living with schizophrenia. In : (ed.), Kaplan, B. The Inner World of Mental Illness—A Series of First-Person Accounts of What It Was Like. Harper & Row, New York, p.173–184, 1964.
37) Mayer-Gross, W. : On depersonalization. Br. J. Med. Psychol., 15 ; 103–126, 1935.
38) McGhie, A. and Chapman, J. : Disorders of attention and perception in early schizophrenia. Br. J. Med. Psychol., 34 ; 103–116, 1961.
39) 宮本忠雄, 山下格, 風祭元編：精神科主任教授アンケート：精神分裂病を考える. こころの科学, 10号 ; 125–139, 1986.
40) 宮本忠雄 : 意味妄想. 加藤正明, 保崎秀夫, 笠原嘉ほか編 : 新版精神医学事典. 弘文堂, 東京, p.50, 1993.
41) 村上仁, 満田久敏, 大橋博司 : 精神医学（第3版）. 医学書院, 東京, 1976.
42) 村上仁 : 中安氏の「自生と強迫」に対する反論と氏の業績全体についての二, 三の感想. 永田俊彦編 : 分裂病の精神病理と治療 5, 星和書店, 東京, p.26–32, 1993.
43) 中井久夫 : 分裂病と人類——一つの試論. 安永浩編 : 分裂病の精神病理 6, 東京大学出版会, 東京, p.243–276, 1977.
44) 中井久夫 : 奇妙な静けさとざわめきとひしめき—臨床的発病に直接先駆する一時期について. 中井久夫編 : 分裂病の精神病理 8, 東京大学出版会, 東京, p.261–297, 1979.
45) 中安信夫 : 経験性幻覚症ないし幻覚性記憶想起亢進症の 2 例. 精神経誌, 86 ; 23–52, 1984.
46) 中安信夫 : 背景思考の聴覚化—幻声とその周辺症状をめぐって. 内沼幸雄編 : 分裂病の精神病理14, 東京大学出版会, 東京, p.199–235, 1985.
47) 中安信夫 : 背景知覚の偽統合化—妄想知覚の形成をめぐって. 高橋俊彦編 : 分裂病の精神病理 15, 東京大学出版会, 東京, p.197–231, 1986.
48) 中安信夫 :「自我意識の異常」は自我の障害か—ダブルメッセージ性に着目して. 土居健郎編 : 分裂病の精神病理16, 東京大学出版会, 東京, p.47–76, 1987.
49) 中安信夫 : 状況意味失認—半球間過剰連絡症状群—分裂病症状の神経心理学的理解（「自我意識の異常」は自我の障害か—ダブルメッセージ性に着目して : 補遺）. 土居健郎編 : 分裂病の精神病理16, 東京大学出版会, 東京, p.63–76, 1987.
50) 中安信夫 : 記述現象学の方法としての「病識欠如」. 精神科治療学, 3 ; 33–42, 1988.
51) 中安信夫 : 分裂病最初期にみられる「まなざし意識性」について. 吉松和哉編 : 分裂病の精神病理と治療 1, 星和書店, 東京, p.1–27, 1988.
52) 中安信夫 : 離人症の症候学的位置づけについての一試論—二重身,

異常体感, 実体的意識性との関連性. 精神科治療学, 4 ; 1393–1404, 1989.
53) 中安信夫 : DSM–Ⅲ(–R)「奇異な妄想bizarre delusions」についての批判的検討—記述現象学とその妄想概念. 精神科治療学, 4 ; 607–613, 1989.
54) 中安信夫 : 内なる「非自我」と外なる「外敵」—分裂病症状に見られる「他者」の起原について. 湯浅修一編 : 分裂病の精神病理と治療 2, 星和書店, 東京, p.161–189, 1989.
55) 中安信夫 : 初期分裂病. 星和書店, 東京, 1990.
56) 中安信夫 : 状況意味失認と内因反応—症候学からみた分裂病の成因と症状形成機序. 臨床精神病理, 11 ; 205–219, 1990.
57) 中安信夫 : ファントム理論に対する疑義. 臨床精神病理, 12 ; 7–18, 1991.
58) 中安信夫 : 緊張病症候群の成因論的理解—偽因性原始反応として. 中井久夫編 : 分裂病の精神病理と治療 3. 星和書店, 東京, p.1–28, 1991.
59) 中安信夫 : 精神病理学における「記述」とは何か. 臨床精神病理, 14 ; 15–31, 1993.
60) 中安信夫 : 虚飾と徒花—「精神病理学vs.生物学的精神医学」に寄せて. 臨床精神病理, 14 ; 205–212, 1993.
61) 中安信夫 : 自生と強迫—体験様式の差異とその臨床的意義. 永田俊彦編 : 分裂病の精神病理と治療 5, 星和書店, 東京, p.1–25, 1993.
62) 中安信夫 : 内因性若年–無力性不全症候群についての一考察—初期分裂病症状スペクトラムの一症状群として. 村上靖彦編 : 分裂病の精神病理と治療 6—分裂病症状をめぐって, 星和書店, 東京, p. 259–284, 1994.
63) 中安信夫, 関由賀子 : 自己危急反応の症状スペクトラム—運動暴発, 擬死反射, 転換症, 解離症, 離人症の統合的理解. 精神科治療学, 10 ; 143–145, 1995.
64) 中安信夫 : 分裂病性実体的意識性—その形成機序, 現象形態, ならびに進展段階. 花村誠一, 加藤敏編 : 分裂病論の現在, 弘文堂, 東京, p.147–186, 1996.
65) 中安信夫 : 緊迫困惑気分に潜む加害・自罰性—分裂病初期状態における自殺に関連して. 中安信夫編 : 分裂病の精神病理と治療 8, 星

和書店, 東京, p.183-211, 1997.
66) 中安信夫：解離症の症候学—精神危急時における〈葛藤主体の隠蔽〉の諸相. 中谷陽二編：精神医学レビュー22—解離性障害. ライフサイエンス, 東京, p.22-31, 1997.
67) 中安信夫：方法としての記述現象学—〈仮説-検証的記述〉について. 臨床精神医学, 28；19-29, 1999.
68) 中安信夫：面前他者に関する注察・被害念慮—初期分裂病に対する誤診の一要因. 永田俊彦編：精神分裂病—臨床と病理 2, 人文書院, 京都, p.135-157, 1999.
69) 中安信夫：増補改訂 分裂病症候学—記述現象学的記載から神経心理学的理解へ. 星和書店, 東京, 2001.
70) 中安信夫：要説：分裂病の病理発生と症状形成に関する状況意味失認—内因反応仮説（2001). 増補改訂 分裂病症候学—記述現象学的記載から神経心理学的理解へ（中安信夫著). 星和書店, 東京, p.439-473, 2001.
71) 中安信夫：「非分裂病性自生思考が単一症候的に出現した1症例」（井上洋一ほか：本誌44：129-136, 2002）に対する討論—この症状は自生思考ではなく言語性精神運動幻覚（Séglas, J.）ではないのか？ 精神医学, 44；769-771, 2002.
72) 中安信夫, 村上靖彦編：初期分裂病—分裂病の顕在発症予防をめざして（思春期青年期ケース研究10). 岩崎学術出版社, 東京, 2004.
73) 中安信夫：初期統合失調症の一症状としての対他緊張とひきこもり—その精神病理とクエチアピンの臨床効果. クエチアピン発売3周年記念クエチアピン研究会, 診療新社, 大阪, p.41-86, 2004.
74) 中安信夫：初期統合失調症研究の30年—発想の原点を振り返りつつ. 臨床精神病理, 26；215-235, 2005.
75) Neisser, U.：Cognition and Reality. W.H. Freeman and Company, San Francisco, 1976.（古崎敬, 村瀬旻訳：認知の構図. サイエンス社, 東京, 1978.）
76) 西丸四方：幻覚—精神症状の見方と考え方. 学樹書院, 東京, 1948.（西丸四方：臨床精神医学研究. みすず書房, 東京, p.117-174, 1971.）
77) 西丸四方：分裂性体験の研究. 精神経誌, 60；1391-1395, 1958.
78) 西丸四方：精神医学入門（第23版). 南山堂, 東京, 1992.
79) 西山詮：入（出）眠時の実体的意識性. 精神経誌, 70；1127-1146,

1968.
80) 岡崎祐士, 青木省三, 宮岡等編 : 統合失調症を考える［精神科主任教授アンケート］. こころの科学, 120号 ; 129–139, 2005.
81) Penfield, W. and Jasper, H. : Epilepsy and the Functional Anatomy of the Human Brain. Little, Brown and Company, Boston, 1954.
82) Rosenthal, C. : Über das Auftreten von halluzinatorisch-kataplektischem Angstsyndrom, Wachanfällen und ähnlichen stö rungen bei Schizophrenen. Mschr. Psychiat. Neurol.(Basel), 102 ; 11–38, 1939.
83) Schneider, K. : Klinische Psychopathologie.（15 Aufl.）Thieme, Stuttgart, 2007.（針間博彦訳 : 新版 臨床精神病理学. 文光堂, 東京, 2007.）
84) Séglas, J. : Des hallucinations. In : Leçons cliniques sur les maladies mentales et nerveuses. Asselin et Houzeau, Paris, p.1–28, 1985.（田中寛郷, 濱田秀伯訳 : 幻覚—その機械・局在論的考察と精神運動幻覚の提唱. 精神医学, 36 ; 991–996, 1103–1110, 1994.）
85) 関由賀子 : 「妄想知覚」の形成過程についての微視的解析—初期から極期への移行段階にある分裂病の一例を通して. 松本雅彦編 : 精神分裂病—臨床と病理 1, 人文書院, 京都, p.117–141, 1998.
86) 関由賀子, 中安信夫 : 初期から極期への移行を観察しえた初期分裂病の 1 例—顕在発症予見の観点から. 精神科治療学, 14 ; 487–496, 1999.
87) 関由賀子 : 初期分裂病における自生記憶想起—横断的・縦断的諸相と臨床的意義. 精神経誌, 105 ; 103–133, 2003.
88) 関由賀子, 喜久村祥子, 中安信夫 : 言語性精神運動幻覚（独語）の症状形成過程—〈背景思考の発語化〉論. 臨床精神病理, 27 ; 45, 2006.
89) 島崎敏樹 : 精神分裂病における人格の自律性の意識の障害（上・下）. 精神経誌, 50 ; 33–40, 1949., 51 ; 1–7, 1950.
90) 清水將之 : 離人症の疾病学的研究. 精神経誌, 67 ; 1125–1141, 1965.
91) 清水將之 : 離人症. 清水將之, 高橋徹, 吉松和哉編 : 神経症の周辺—「境界領域症状群」について. 医学書院, 東京, p.117–137, 1981.
92) 新福尚武, 池田数好 : 人格喪失感（離人症）. 井村恒郎, 懸田克躬, 島崎敏樹ほか編 : 異常心理学講座. 第二部—精神病理学（D）分裂的心

性その他の病理(4). みすず書房, 東京, 1958.
93) Springer, S.P. and Deutsch, G.: Left Brain, Right Brain. W.H. Freeman & Company, San Francisco, 1981. (福井圀彦, 河内十郎訳:左の脳と右の脳. 医学書院, 東京, 1985.)
94) 杉下守弘:分離脳研究の現況. 脳と神経, 38;35-43, 1986.
95) 諏訪望:最新精神医学(新改訂第35版). 南江堂, 東京, 1990.
96) 高柳功:二重身について—Capgras症状群, 身体図式, 自我障害および離人症についての一, 二の検討. 精神経誌, 73;42-51, 1971.
97) 立津政順:自我障害の一生起機序—精神分裂病の場合. 精神経誌, 60;782-788, 1958.
98) 徳田康年:精神分裂病における"気になる"という体験について—注意の様態と関連して. 臨床精神病理, 5;125-141, 1985.
99) 内村祐之, 秋元波留夫, 石橋俊實:あいぬノいむニ就イテ(あいぬノ精神病学的研究—第1報). 精神経誌, 42;1-69, 1938.
100) World Health Organization: The ICD-10 Classification of Mental and Behavioural Disorders—Clinical descriptions and diagnostic guidelines. WHO, Geneva, 1992.
101) 安永浩:症状. 現代精神医学大系10A_1—精神分裂病Ⅰa, 中山書店, 東京, p.131-178, 1981.
102) 安永浩:分裂病と自我図式偏位—擬遊戯(演技)性, 擬憑依, 幻聴. 藤縄昭編:分裂病の精神病理10, 東京大学出版会, 東京, p.135-174, 1981.
103) 安永浩:離人症. 土居健郎, 笠原嘉, 宮本忠雄ほか編:異常心理学講座(第3次). 第4巻—神経症と精神病1. みすず書房, 東京, p.213-253, 1987.

著者略歴

中安信夫（なかやす のぶお）

昭和24年　山口県宇部市に生まれる
昭和50年　東京大学医学部医学科卒業，精神医学教室に入局
昭和59年　群馬大学医学部神経精神医学教室・講師
昭和63年　東京都精神医学総合研究所社会精神医学研究部門・副参事研究員
平成３年　東京大学医学部精神医学講座（現大学院医学系研究科精神医学分野）・准教授，現在に至る

専攻：臨床精神医学，精神病理学
著書：中安信夫『初期分裂病』（星和書店，1990）
中安信夫『分裂病症候学―記述現象学的記載から神経心理学的理解へ』（星和書店，1991）
中安信夫，神庭重信『対談：初期分裂病を語る』（星和書店，1991）
中安信夫『初期分裂病／補稿』（星和書店，1996）
中安信夫『宮崎勤精神鑑定書別冊 中安信夫鑑定人の意見』（星和書店，2001）
中安信夫『増補改訂 分裂病症候学―記述現象学的記載から神経心理学的理解へ』（星和書店，2001）
中安信夫編『精神科臨床のための必読100文献』（星和書店，2003）
中安信夫編『稀で特異な精神症候群ないし状態像』（星和書店，2004）
中安信夫，村上靖彦編『初期分裂病―分裂病の顕在発症予防をめざして』（思春期青年期ケース研究10）（岩崎学術出版社，2004）
村上靖彦，永田俊彦，市橋秀夫，中安信夫『座談 精神科臨床の考え方―危機を乗り越えるべく』（メディカルレビュー社，2005）
中安信夫『精神科臨床を始める人のために―精神科臨床診断の方法』（星和書店，2007）

体験を聴く・症候を読む・病態を解く―精神症候学の方法についての覚書

2008年３月11日　初版第１刷発行

著　者　中　安　信　夫
発行者　石　澤　雄　司
発行所　株式会社　星　和　書　店

東京都杉並区上高井戸1-2-5　〒168-0074
電話　03(3329)0031（営業部）／(3329)0033（編集部）
FAX　03(5374)7186

ISBN978-4-7911-0656-1